ESSAI

SUR L'EMPLOI THÉRAPEUTIQUE

DE L'ALCOOL CHEZ LES ENFANTS

ET EN GÉNÉRAL

SUR LE RÔLE DE CET AGENT

DANS LE TRAITEMENT DES MALADIES AIGUES FÉBRILES

A. Parent, imprimeur de la Faculté de Médecine, rue M. le Prince, 31.

ESSAI

SUR L'EMPLOI THÉRAPEUTIQUE

DE

L'ALCOOL CHEZ LES ENFANTS

ET EN GÉNÉRAL

SUR LE RÔLE DE CET AGENT

DANS LE TRAITEMENT

DES MALADIES AIGUES FÉBRILES

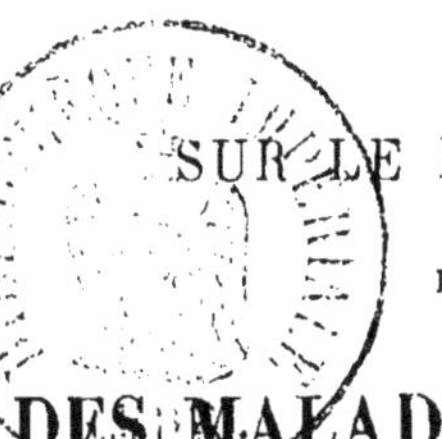

Par le Dr P. GINGEOT

ANCIEN INTERNE DES HÔPITAUX ET HOSPICES CIVILS DE PARIS

ANCIEN ÉLÈVE DE L'ÉCOLE PRATIQUE

MEMBRE DE LA SOCIÉTÉ ANATOMIQUE ET DE LA SOCIÉTÉ MÉDICALE D'OBSERVATION.

PARIS

ADRIEN DELAHAYE, LIBRAIRE-ÉDITEUR,

PLACE DE L'ÉCOLE-DE-MÉDECINE.

—

1867

ESSAI

SUR L'EMPLOI THÉRAPEUTIQUE

DE

L'ALCOOL CHEZ LES ENFANTS

ET EN GÉNÉRAL

SUR LE RÔLE DE CET AGENT

DANS LE TRAITEMENT

DES MALADIES AIGUES FÉBRILES

Parmi les questions qui occupent en ce moment le monde médical, celle de l'alcool et de son action sur l'homme sain ou malade n'est pas la moins importante. La science et l'art y sont également intéressés, et quiconque penserait autrement n'aurait, pour changer d'avis, qu'à parcourir les travaux publiés depuis peu sur la matière. Il y a plusieurs siècles que l'alcool est connu comme substance; mais si l'étude de ses propriétés physiologiques ou thérapeutiques n'est pas une entreprise moderne, on doit pourtant reconnaître qu'elle a reçu dans ces dernières années une impulsion nouvelle et féconde. Le mouvement est parti d'Angleterre, et il était naturel qu'il en fût ainsi : les spiritueux tiennent une trop large place dans le régime alimentaire de nos voisins pour que l'usage comme l'abus de l'alcool n'ait pas été chez eux plus qu'ailleurs l'objet d'une attention spéciale ; et, d'autre part, on comprend que le pays qui a vu fleurir Brown ait eu, de prime abord, moins de préjugés qu'un autre à l'endroit des médications stimulantes. En France, la question de physiologie a été reprise, il y a quelques années, par MM. Ludger, Lallemand, Perrin et Duroy, dont les consciencieuses recherches ont donné lieu aux discussions les plus vives. Peu de temps après, M. le professeur Béhier soulevait la question de thérapeutique en faisant connaître ses études sur les doctrines et la pratique de Todd. J'ai eu l'honneur et l'avantage d'être l'interne de ce savant maître à l'époque justement où il s'occupait de vérifier dans son service les affirmations du médecin anglais. Associé à ses prudentes expériences, je fus frappé des résultats qu'elles donnèrent, et quand il m'arriva, l'année suivante, d'être attaché à l'hôpital des Enfants, je priai mon nouveau chef, M. le Dr Simon, de me laisser appliquer à ceux de nos petits malades qui pouvaient s'y prêter sans péril, le traitement dont je connaissais déjà les effets sur les adultes et sur les vieillards. Ma demande ayant été accueillie avec la bienveillance la plus libérale, j'ai pu réunir un certain nombre d'observations que le lecteur trouvera ci-après, et qui ont servi de point de départ à cette thèse.

C'est ici le lieu d'indiquer dans quelles bornes j'ai cru devoir circonscrire mon sujet. Il n'est pas entré dans mon intention d'envisager sous toutes ses faces l'emploi thérapeutique de l'alcool chez les enfants ; mes visées sont beaucoup plus modestes, et voici en deux mots le plan de mon travail : dans une première partie, j'expose mes faits, et j'examine s'ils s'accordent ou non avec ce que les auteurs ont soutenu ou ce que j'ai observé moi-même chez des malades plus avancés en âge ; puis, dans une seconde partie, je cherche si, en l'état actuel de la science, plusieurs des phénomènes cliniquement constatés ne sont point susceptibles d'interprétation. J'espère donc qu'on ne m'imputera pas à négligence d'avoir laissé dans l'ombre quelques-uns des usages thérapeutiques de l'alcool ; pour qu'on pût m'adresser un tel reproche, il faudrait que j'eusse annoncé une monographie complète, et le titre de ma thèse ne promet rien moins qu'une œuvre de cette nature.

PREMIÈRE PARTIE

I

L'emploi des spiritueux dans le traitement des maladies fébriles n'est point une pratique entièrement neuve : l'histoire nous le montre en germe à des époques fort éloignées de la nôtre, et l'on sait qu'Arétée de Cappadoce ordonnait du vin dans la pneumonie des vieillards. Plus tard, l'alcool, substance inconnue aux anciens, fut signalé comme avantageux dans les fièvres graves et dans certaines inflammations des organes thoraciques ; tantôt le hasard seul avait part au fait observé (Lanzoni) ; tantôt l'eau-de-vie était prise à titre de remède populaire (Schelhammer) ; d'autres fois, enfin, elle était conseillée par des hommes de l'art (Van Helmont, Gottwald, Sachsius, Fonseca, Screta, etc.) (1) ; mais il ne paraît pas que l'usage ait tendu à s'en généraliser jusqu'à la venue de Brown. On vit alors l'alcool prescrit sans mesure en vertu d'idées théoriques arbitraires ; il y eut d'abord une période d'engouement, puis, comme la nouvelle mode thérapeutique ne reposait sur aucun fondement

(1) Pour plus de détails touchant ces tentatives, consulter dans le Dictionnaire encyclopédique des sciences médicales, t. II, l'excellent article de M. le professeur Béhier, sur l'action thérapeutique de l'alcool.

solide, une réaction s'opéra en sens inverse, d'autant plus excessive qu'elle procédait d'abus plus fâcheux. Broussais vint à son tour : prenant le contre-pied du système de Brown, il tomba, malgré son génie, dans des exagérations pires que celles du médecin écossais ; chacun sait combien ses doctrines furent exclusives, et de quelle proscription rigoureuse il frappa la médication stimulante. Sans doute, l'influence du grand réformateur n'empêcha pas l'alcool de conserver des adeptes et d'être employé, sinon souvent, du moins dans un petit nombre de conditions déterminées : Petit et Pinel, à l'exemple d'Huxham, traitèrent par le vin les fièvres typhoïdes adynamiques ; Laënnec, Chomel, Frank, firent de même pour la pneumonie adynamique des vieillards ; mais ces illustres praticiens n'agissaient ainsi que la main forcée, en quelque sorte, et seulement quand l'indication vitale primait toute autre considération. Les spiritueux passaient alors pour agir dans le même sens que les causes d'inflammation ; aussi s'explique-t-on les réserves dont les auteurs qui croyaient l'alcool utile dans certains cas s'empressaient d'accompagner leurs timides apologies. Pierron, dans une thèse qui reflète les idées du temps, énumère bien quelques circonstances où les liqueurs fortes peuvent produire de bons effets, mais il insiste aussitôt sur « la nécessité où l'on se trouve de n'en prendre que des quantités infiniment modérées. Prises à doses plus fortes, ces liqueurs useraient promptement les forces par l'excitation dangereuse qu'elles détermineraient, et la prostration des puissances vitales et la mort en seraient le prompt résultat » (1). Löbenstein pense que le vin est souvent salutaire dans les fièvres, mais après la période inflammatoire seulement, et quand la faiblesse est très·prononcée. Il croit les vins de dessert indiqués dans la rougeole asthénique des enfants; dans la scarlatine des enfants à la deuxième ou troisième période, quand elle est « nerveuse ou putride, » dans la convalescence et dans les rechûtes, mais non dans la première période « où elle est presque toujours de nature inflammatoire. » A mainte page de son livre, on retrouve cette pensée que l'inflammation et la forme inflammatoire contre-indiquent l'usage de l'alcool; la coqueluche elle-même lui fournit l'occasion de manifester ses craintes : il recommande, en pareil cas, les vins de dessert, mais seulement dans la troisième période, et si la dépression est manifeste (2).

Restreint presque uniquement à la thérapeutique des fièvres et, en particulier, du typhus, ce fut nécessairement dans ce domaine borné que l'emploi des alcooliques put commencer à faire des progrès sérieux. Les Anglais, moins timorés en ces matières que les Français et les Allemands, prirent les premiers l'initiative. En 1780, Carmichael Smyth, ayant observé le typhus qui se développa au milieu des prisonniers espagnols confinés à Winchester, s'éleva contre l'usage de la saignée, et déclara le vin et le quinquina

(1) Considérations chimiques, thérapeutiques et pathologiques sur l'alcool ; par Jean Pierron. Thèse de Paris, 1815.

(2) Traité sur l'usage et les effets des vins dans les maladies dangereuses et mortelles ; par Lœbenstein-Lœbel. Traduction J.-Fr. Daniel Lobstein. Strasbourg, 1817.

utiles *à toutes les périodes de la maladie*. Une fois il fit administrer, en l'espace de douze heures, deux bouteilles de port à un malade qui s'en trouva parfaitement; dans d'autres cas, il prescrivit, pendant plusieurs jours de suite, jusqu'à deux bouteilles de Madère à prendre en vingt-quatre heures (1). On peut douter que Smyth ait eu beaucoup de prosélytes parmi ses contemporains et ses successeurs immédiats; le moment n'était pas encore venu où les méthodes déplétives devaient perdre un prestige illégitime, et de longues années s'écoulèrent avant qu'une voix d'une autorité suffisante vînt soutenir derechef la cause des stimulants.

Ce fut à la faveur d'une opinion défendue par Alison, que ceux-ci finirent par gagner du terrain. Tout le monde connaît la théorie ingénieuse d'après laquelle le type des maladies changerait périodiquement. Cette manière de voir, que semble partager M. le professeur Grisolle (2), eut Alison pour avocat; partant du principe vrai ou faux que le type asthénique avait succédé au type sthénique naguère prédominant (3), ce médecin conclut à la nécessité de faire subir au traitement des modifications correspondantes, et n'hésita point à donner du vin dans les af-

(1) Description of the Jail Distemper among the prisoners of Winchester in 1780. By J. C. Smyth. London, 1795.

(2) Traité de la pneumonie; par A. Grisolle. 2e édit., 1864.

(3) La théorie en question a été sévèrement critiquée dans le propre pays d'Alison : Bennett (d'Édimbourg), Jenner, Williamson, la repoussent; Markham l'a combattue dans les Gulstonian Lectures de 1864, et Watson, qui l'avait embrassée, en est maintenant l'adversaire.

fections typhoïdes à partir de la fin de la première semaine, parfois même dès le deuxième ou troisième jour. Graves et Stokes, tous deux élèves d'Alison, marchèrent sur ses traces. En 1839, quelques mois après la mort de Broussais, le second publia des recherches sur l'état du cœur, et sur l'emploi du vin dans le typhus fever. Il y développait le précepte formulé à la page 67 de son mémoire : que l'affaiblissement ou la cessation de l'impulsion du cœur, l'affaiblissement proportionnel des deux bruits ou la prépondérance du deuxième, sont des indications presque certaines de l'emploi du vin dans le typhus (1).

A peu près vers la même époque, les spiritueux étaient préconisés, non plus, cette fois, dans le traitement des fièvres, mais dans celui de maladies franchement inflammatoires. Suivant la même voie que Graves (de Dublin), Spilsbury conseillait l'emploi du vin dans la bronchite aiguë, et déclarait que les alcooliques (vin, brandy, etc.) loin d'accroître l'inflammation locale, la modifient heureusement quand ils sont indiqués par l'état général du malade (2).

Cependant il était réservé à Robert Bentley Todd de donner leur plus grand développement aux idées nouvelles. Sa valeur personnelle, et la considération méritée dont il jouissait, firent certainement beaucoup pour le succès de sa cause, mais il faut reconnaître

----

(1) Researches on the State of the Heart, and the Use of Wine in Typhus Fever. By William Stokes. In *The Dublin Journal of Medical Science*, 1839.

(2) Wine in Acute Bronchitis. By Spilsbury. In *The Lancet*, 1839-40.

avec Page (1) et Gairdner (2), que le savant professeur du King's College eut aussi l'avantage d'arriver à l'heure propice. Quoi qu'il en soit, de nombreux élèves parmi lesquels comptèrent les Anstie, les Brinton, les Beale, s'instruisirent à son école, et reproduisirent son enseignement ; leur exemple ne manqua point d'imitateurs, et contribua puissamment à vulgariser la pratique du maître.

Les vues de Todd étaient connues et diversement jugées depuis longtemps, lorsque parurent les fameuses leçons cliniques où il les résumait *ex professo* (3). La controverse en devint plus active, et la mort du novateur, survenue peu après, n'imposa silence à personne. L'opposition, chose remarquable, porta moins sur la pratique de Todd que sur ce qu'on appela ses exagérations. Tel peut être classé avec les détracteurs les plus ardents de la nouvelle doctrine, qui prescrit tous les jours à ses malades des doses d'alcool capables de faire frémir plus d'un médecin français ; le Dr Higginbottom et quelques autres firent entendre, il est vrai, des protestations plus radicales, mais leur langage ressemblait trop à celui des sociétés de tempérance pour avoir une véritable portée scientifique. En somme, et malgré des dissidences plus apparentes que réelles, on peut dire que les travaux de Todd et de ses disciples ont achevé de familiariser le

---

(1) Harvœan Oration. In *The medical Times and Gazette,* 1860.

(2) Facts and Conclusions as to the Use of Alcoholic Stimulants in Typhus Fever. By W. T. Gairdner. In *The Lancet,* 1864.

(3) Clinical Lectures on Certain Acute Diseases. By R. B. Todd. London, 1860.

public médical d'outre-Manche avec l'emploi thérapeutique des spiritueux.

L'impulsion donnée par l'Angleterre eut un prompt
retentissement en Amérique. Nous en trouvons une
preuve dans différents écrits d'Austin Flint (1), et
dans la curieuse circulaire que le Dr Suckley, médecin
en chef de l'armée fédérale, adressait aux officiers de
santé placés sous ses ordres (2). La France fut plus
lente à s'émouvoir : on y vit bien le professeur Trous-
seau donner le Malaga par cuillerées dans les fièvres
typhoïdes adynamiques (3), le professeur Monneret
traiter de même la fièvre typhoïde par le vin (4), Aran,
cité par M. Guelle (5), prescrire l'eau-de-vie seule ou
concurremment avec le vin dans la fièvre adynamique et dans la pneumonie adynamique des vieillards,
mais c'étaient là des faits particuliers qui ne pouvaient frapper bien vivement l'attention, et, si la
question du traitement alcoolique est posée aujour-
d'hui chez nous dans le sens le plus large, c'est aux
leçons et aux publications de M. le professeur Béhier
que nous en sommes redevables (6).

(1) Clinical Reports on Pneumonia. In *North American Medico-Chirurgical Review*, 18''1.

— On the Treatment of Pneumonia. In *American Medical Times*, 1861.

(2) Half yearly Abstract of the Medical Sciences. July-December,
1862.

(3) Clinique médicale de l'Hôtel-Dieu de Paris.

(4) De l'emploi du vin dans le traitement de la fièvre typhoïde ; par
F. Bricheteau. In *Journal des connaissances médico-chirurgicales*, 1862.

(5) De l'utilité de la médication alcoolique dans quelques états
morbides ; par Alfred Guelle. Thèse de Paris, 1863.

(6) Conférences de clinique médicale ; par J. Béhier, 1864, p. 357 et

Ainsi donc la Grande-Bretagne a ouvert la voie où l'ancien et le nouveau continent sont maintenant engagés. Est-ce le cas de crier à l'anglomanie, et faut-il regarder cette espèce de révolution comme une simple affaire de mode pareille à tant d'autres? Je le pense d'autant moins, que les Français, bien avant qu'ils connussent les maximes de Todd, avaient déjà perdu leur respect pour la médecine débilitante; et, à qui ne voudrait voir dans la révolution dont il s'agit qu'un fruit de l'instinct d'imitation, je demanderais comment M. Béhier a pu prescrire du vin dans les maladies aiguës antérieurement au travail de Stokes (1).

II.

Todd et son école ont regardé l'alcool comme le remède capital dans les affections aiguës fébriles. Ils l'ont cru salutaire dans les phlegmasies comme dans les fièvres dites essentielles, dans la pneumonie comme dans le typhus. Relativement au *modus administrandi*, nous trouvons un accord à peu près unanime entre tous ceux qui, pour un motif ou pour un autre, prescrivent les alcooliques : la principale règle, à cet égard, est de ne donner ces substances que par petites doses plus ou moins fréquemment répétées,

suiv. — Note sur l'emploi interne de l'alcool; par M. le professeur Béhier. In *Bulletin général de thérapeutique*, 1865.

(1) Voir la *Note* citée, ou l'article *Alcool* du Dictionnaire encyclopédique.

le même total de spiritueux produisant des effets très-dissemblables selon qu'il est ingéré en une seule fois, ou, au contraire, fractionné en un certain nombre de prises. « Il y a une différence énorme », dit le Dr Brinton, « entre soutenir l'économie épuisée d'un malade avec de faibles doses d'alcool administrées toutes les heures ou toutes les demi-heures, et le plonger dans une ivresse partielle trois ou quatre fois par jour » (1). Todd conseille de ne point employer simultanément plusieurs liqueurs alcooliques ; c'en est assez d'une pour atteindre le but poursuivi, et la digestion se fait alors plus aisément que si l'on mêle dans l'estomac l'eau-de-vie et le vin, ou le vin et la bière. Généralement l'alcool doit être prescrit d'autant plus pur que l'état du patient est plus aigu : le gin, le whiskey, le brandy, le rhum, conviendront par conséquent au fort de la maladie ; lors du déclin de celle-ci on les remplacera par le vin, et enfin par la bière quand la convalescence sera proche. Ce précepte, que j'ai eu l'occasion de voir appliquer au London Fever Hospital et au Middlesex Hospital, a pour objet de proportionner le travail digestif à l'aptitude actuelle du malade ; il n'a, d'ailleurs, rien d'absolu. L'alcool peut être administré sans excipient ; mais, dans la majorité des cas, on a soin de le diluer, tantôt dans l'eau pure (Todd) ou édulcorée (Béhier), tantôt dans du lait ou de l'eau de Seltz (Murchison), tantôt dans un julep gommeux (Aran) ; Chambers

____

(1) On the Treatment of Fever. By William Brinton. In *The Lancet*, 1853.

insiste sur cette précaution qui permet d'éviter aux muqueuses une irritation directe inopportune (1). Parfois, quand les voies digestives sont en mauvais état et que l'indication d'alimenter est néanmoins très-urgente, on donne le brandy battu avec des œufs et un peu de sucre (*brandy and egg mixture*).

Les maladies aiguës fébriles réclament-elles souvent l'emploi des spiritueux? et, quand elles le réclament, à quelle époque et à quelles doses faut-il les prescrire? Ces deux questions ont été, et sont encore à présent, l'objet de vives contestations dans le Royaume-Uni. Todd admettait volontiers qu'en plus d'une circonstance les alcooliques ne sont pas *nécessaires*, mais, en pratique, les cas où il croyait possible de s'abstenir ne se rencontraient guère dans ses salles; Murchison nous apprend qu'il traitait les fièvres typhoïdes sur le même pied que les typhus et n'épargnait ordinairement que les fièvres simples ou fébricules. «L'alcool,» disait Todd, «peut être employé dans toutes les maladies où existe une tendance à la dépression des forces vitales; et il n'est point de maladie aiguë où cette dépression fasse défaut.» A l'égard de l'époque, il ne pensait pas qu'on pût commencer trop tôt, et aurait cru perdre un temps précieux s'il eût attendu telle ou telle période pour combattre non-seulement la dépression consommée, mais la simple tendance à la dépression. Quant à la dose, on s'imagine aisément quelle devait être l'opinion d'un homme

(1) Practical Lectures on the Management of the Digestion in Disease. By T. K. Chambers. In *The Lancet*, 1857.

qui jugeait « beaucoup plus dangereux de diminuer ou de supprimer l'alcool que d'en donner trop. » La posologie de Todd fut le point le plus critiqué de son œuvre, et semble empreinte, en effet, d'une exagération regrettable. A côté des cas insolites où il administrait l'eau-de-vie par cuillerées à café toutes les trois heures, s'en trouvent d'autres où il prescrivait en vingt-quatre heures jusqu'à 48 onces de brandy, et cela pendant plusieurs jours de suite ; le principe des doses fractionnées pouvait bien s'accommoder à une telle manière de faire, mais en était-il de même du principe des petites doses ?

Todd, ou plutôt sa pratique, eut donc à subir des attaques fondées. On l'accusa 1° de donner souvent les alcooliques hors de propos, 2° de les employer à une époque trop voisine du début des maladies, 3° de les prescrire à des doses immodérées ; triple reproche qui n'a évidemment rien de radical, et s'adresse à l'abus beaucoup plus qu'à l'usage. Comparons à la pratique de Todd celle de ses antagonistes.

Tweedie (1) ne donne guère les alcooliques dans la première période des fièvres ; il attend que la prostration se déclare, et pense que les doses n'ont pas besoin, en général, d'être aussi élevées dans la fièvre typhoïde que dans le typhus. Parfois il n'emploie l'alcool ou le vin qu'à contre-cœur, persuadé qu'il risque, en agissant ainsi, d'aggraver certaines affections locales secondaires, mais convaincu, en même temps,

_____

(1) Lectures on Fevers. By Alexander Tweedie. In *The Lancet*, 1860.

qu'il faut aller au plus pressé. Quant aux inflammations, il n'admet point qu'elles soient, dès le début, justiciables des spiritueux, et réserve ceux-ci pour l'instant où les forces commencent à baisser sensiblement.

Lyons (1) croit les spiritueux (vin, brandy, whiskey, etc.) rarement indiqués dans le typhus avant le deuxième septénaire ; il les prescrit d'ordinaire à partir de cette époque, et débute habituellement par une dose de vin qui varie de 3 à 6 onces ; du reste, placé entre l'écueil de donner trop et trop tôt, et celui d'une lenteur et d'une parcimonie intempestives, il craint moins le premier que le second. La fièvre typhoïde lui paraît réclamer rarement l'intervention des alcooliques ; il n'en est pas de même de la pneumonie typhoïde.

Murchison (2) condamne les doses excessives ; il ne dépasse presque jamais 6 ou 8 onces de brandy par jour, et les cas où il est allé jusqu'à 16 onces en vingt-quatre heures étaient tout à fait exceptionnels. Selon lui, la fièvre typhoïde se prête moins fréquemment que le typhus à l'emploi des spiritueux ; en tout cas, ils n'y sont guère de mise avant le dixième ou douzième jour. Leur indication est rare également dans la fièvre à rechûte, sauf lors de l'épuisement qui suit la crise, et pendant la convalescence.

(1) A Treatise on Fever. By Robert D. Lyons. London, 1861.
(2) A Treatise on the Contiued Fevers of Great Britain. By Charles Murchison. London, 1862.

Les trois auteurs que je viens de citer s'élèvent contre l'usage banal de l'alcool, recommandent de n'y pas recourir trop tôt, et veulent qu'on le supprime si les premières doses paraissent mal réussir. Ce dernier trait achève de les distinguer de Todd qui attribuait l'insuccès des premières doses ou les accidents qu'elles semblent produire, non à l'inopportunité, mais à l'insuffisance de la quantité prescrite. Si la face se congestionne, disait-il, c'est peut-être qu'il y a intolérance digestive; tâchons alors de vaincre celle-ci : donnons moins à la fois et plus souvent, par exemple; n'oublions pas, surtout, que la congestion de la face, comme la recrudescence de certains symptômes, disparaît fréquemment dès qu'on augmente la proportion du spiritueux.

Sur la liste des contradicteurs de Todd figurent encore Symonds (1), d'ailleurs partisan de l'alcool quand l'asthénie est évidente; Gairdner (2), qui, grand ennemi des médications dépressives, croit pourtant l'alcool souvent inutile, n'en ordonne, le cas échéant, que quatre ou cinq onces en moyenne, et se demande si ce liquide pris en excès n'est pas capable d'empoisonner le sang; Bennett (3), qui prescrit le *port-wine* depuis 4 onces jusqu'à 8, mais redoute la stimulation

(1) *Medical Times and Gazette*, 1860.

(2) Facts and Conclusions as to the Use of Alcoholic Stimulants in Typhus Fever. By W. T. Gairdner. In *The Lancet*, 1864.

— On the Treatment of the Acute Diseases of the Chest. By W. T. Gairdner. In *The Lancet*, 1866.

(3) On the Treatment of Pneumonia by Restoratives. By John Hughes Bennett. In *The Lancet*, 1865.

superflue; Wilks (1). Williamson (2), Bright, Addison, Barlow, dont les idées s'éloignent peu de celles de Gairdner; et tant d'autres qu'il serait oiseux d'énumérer.

Ce n'est pas tout d'émettre vaguement une censure; il faut l'étayer de bonnes raisons. Pour justifier leur blâme, les dissidents scrutèrent les résultats de la pratique de Todd, et les confrontèrent avec ceux des méthodes modérées. Dans une revue très-remarquable (3) dont il s'est depuis reconnu l'auteur (4), Murchison établit un parallèle entre l'hôpital de la Fièvre à Londres et l'hôpital du Collége du Roi (5) : considérée en masse, la clientèle du premier paraît plus misérable et beaucoup plus avancée en âge que celle du second; en outre, la destination spéciale du *Fever Hospital* a l'immense inconvénient d'y entraîner la concentration des miasmes. Cela posé, l'habile critique produit les tableaux comparatifs suivants :

Cas traités par Todd. (Typhus.)

Au-dessous de 20 ans, 34 cas et 6 morts, ou 17,64 pour cent.
Au-dessus de 20 — 74 — 22 — 29,73 —
— 30 — 41 — 15 — 36,58 —
— 40 — 25 — 10 — 40 —

(1) Twelve Cases of Typhus and Typhoid Fever treated without Stimulants. In *The Lancet*, 1865.

— Clinical Lecture on the Indiscriminate Use of Alcoholic Stimulants in Disease. By Samuel Wilks. In *The Lancet*, 1867.

(2) Clinical Remarks on the Use of Stimulants in Fever. By W. Williamson. In *The Lancet*, 1865.

(3) British and Foreign Medico-Chirurgical Review, 1860.

(4) Voir la *Lancet* du 10 novembre 1860.

(5) On sait que Todd était l'un des médecins de cet établissement

Gingeot.   2

Cas traités au London Fever Hospital. (Typhus.)

Au-dessous de 20 ans, 1109 cas et 61 morts, ou 5,5 pour cent.
Au-dessus de 20 — 2347 — 643 — 27,39 —
— 30 — 1509 — 544 — 36,05 —
— 40 — 916 — 400 — 43,66 —

Cas traités par Todd. (Fièvre typhoïde.)

Au-dessous de 20 ans, 63 cas et 11 morts, ou 17,46 pour cent.
Au-dessus de 20 — 67 — 16 — 23,88 —
— 30 — 18 — 9 — 50 —
— 40 — 7 — 5 — 71,42 —
— 50 — 5 — 4 — 80 —

Cas traités au London Fever Hospital. (Fièvre typhoïde.)

Au-dessous de 20 ans, 876 cas et 131 morts, ou 14,95 pour cent.
Au-dessus de 20 — 896 — 199 — 22,21 —
— 30 — 252 — 71 — 28,17 —
— 40 — 92 — 27 — 29,14 —
— 50 — 26 — 14 — 53,84 —

La différence, évidemment, n'est point à l'avantage de Todd. Et, chose grave, parmi les typhus que ce médecin a traités, la mortalité semble avoir été le plus considérable au-dessous de trente ans, c'est-à-dire dans la période de la vie où le typhus fait ordinairement le moins de victimes. Comme conclusion, Murchison se demande si l'inégalité des revers dans les tableaux ci-dessus ne tiendrait pas à ce qu'on aurait *usé* de l'alcool à l'hôpital de la Fièvre, tandis qu'on en aurait *abusé* à l'hôpital du Collége du Roi.

Gairdner (de Glasgow) (1) invoque également la

(1) Article cité, 1864.

statistique à l'appui de son opinion. Ses malades atteints du typhus ne meurent qu'à raison de 10 p. 100 ; et, chez les jeunes sujets, la mortalité ne dépasse pas un centième, au lieu que, chez Todd, elle s'élève, dans les mêmes conditions, à plus de 17 centièmes. Le mémoire de Gairdner a été attaqué avec chaleur par Kennedy (1) : les chiffres n'inspirent au médecin de Dublin qu'une assez mince confiance, et peu s'en faut qu'il n'affirme que le typhus n'offre pas à Glasgow les mêmes dangers qu'à Londres ; cependant c'est à Londres que Chambers, dont les idées sont proches de celles de Gairdner, a vu la mortalité dans le typhus descendre à 2 et demi p. 100 (2). Au reste, Kennedy est moins éloigné qu'il n'en a l'air, de son confrère de Glasgow : il reconnaît comme lui que le typhus tend, chez les jeunes gens, à guérir de lui-même, et que l'alcool est inutile dans un grand nombre de cas.

La statistique la plus contraire, en apparence, à la pratique de Todd nous est fournie par Bennett (3). Il s'agit, cette fois, non de typhus, mais de pneumonie. Le célèbre professeur a été chargé, à diverses. reprises, d'un service actif à l'Infirmerie royale d'Édimbourg, et, si l'on ajoute ensemble les différentes périodes de son exercice depuis le 1ᵉʳ octobre 1848 jusqu'au 31 janvier 1865, on arrive à une durée totale

. (1) On the Application of Statistics for the Using of Wine in Typhus Fever. By Henry Kennedy. In *The Lancet*, 1865.

(2) Voir, dans la *Lancet* du 11 février 1865, un article de fond intitulé *The Alcoholic Treatment of Disease*.

(3) *Loc. cit.*

de six ans et trois mois. Faisant le relevé de tous les cas de pneumonie aiguë entrés dans son service pendant ce temps, Bennett en trouve 129, dont 24 compliqués et 105 sans complication. Les derniers se sont tous terminés favorablement bien qu'un bon nombre d'entre eux fût très-grave, la lésion ayant occupé les deux poumons dans 26 cas et s'étant étendue 15 fois à la totalité de l'un de ces organes. Sur les 24 cas accompagnés de complications, il y eut 4 décès : 2 par suite de méningite intercurrente, 1 causé par une maladie de Bright chronique, et 1 consécutif à l'ulcération étendue des intestins. En somme, 125 malades ont guéri; savoir, 85 hommes et 40 femmes répartis de la manière suivante :

De 5 à 15 ans, 1 malade (1 fille);
De 10 à 20 ans, 29 malades (12 femmes);
De 20 à 30 ans, 35 malades (11 femmes);
De 30 à 40 ans, 23 malades (7 femmes);
De 40 à 50 ans, 24 malades (6 femmes);
De 50 à 60 ans, 11 malades (1 femme);
De 60 à 70 ans, 1 malade (1 femme);
De 70 à 80 ans, 1 malade (1 femme).

L'auteur entre dans de grands détails sur ces différents cas, s'attachant à démontrer qu'ils ne forment en aucune manière ce qu'on appelle *une série;* leur authenticité serait confirmée, au besoin, par les Drs Glen, Smart, Duckworth et Macdonald, tour à tour chargés, à l'Infirmerie royale, des fonctions d'interne en médecine (*resident physician*); d'ailleurs tout s'est passé en public, et ceux qui voudraient retrouver la trace des 129 malades en question n'auraient qu'à consulter les registres des salles (*ward books*).

Quoi qu'en ait dit mon affectionné collègue M. Legras (1), le traitement prescrit par Bennett ne différait point essentiellement de celui de Todd ; comme le professeur du King's College, le praticien d'Édimbourg donnait l'alcool dès le début de la maladie : nous avons vu plus haut sous quelle forme et en quelles quantités. Mais Bennett attribue à la question de dose une importance extrême ; il rappelle que Todd n'a pu éviter dans la pneumonie une mortalité d'un neuvième (2), et pense que ce taux eût diminué si l'on se fût montré moins prodigue de stimulants. Ici une remarque me paraît nécessaire ; la méthode numérique est une arme souvent perfide, et l'erreur doit sortir des rapprochements de chiffres quand ceux-ci n'ont pas trait à des unités de même espèce : or il y a lieu de croire que les pneumonies du King's College Hospital ont eu pour la plupart une gravité peu ordinaire. Je tiens du Dr Anstie, témoin oculaire de la pratique de Todd, que les malades arrivaient presque tous dans un état désespéré, tellement qu'on pouvait s'attendre à les voir mourir dans les vingt-quatre ou les quarante-huit heures. Si le renseignement est exact (et comment ne le serait-il pas ?), la statistique de Todd

(1) Contributions à l'emploi thérapeutique de l'alcool ; par Arthur–Benjamin Legras. Thèse de Paris, 1866.
(2) Clinical Lectures, by Beale, p. 310.

perd beaucoup de son infériorité par rapport à celle de Bennett (1).

En résumé, je pense, d'après ce qui précède, que le traitement alcoolique a été fréquemment poussé trop loin ; ceux des élèves de Todd que j'ai eu l'honneur d'entretenir à ce sujet ne m'ont point paru d'un autre avis ; mais je crois non moins fermement que les faits observés en Angleterre méritent la plus sérieuse considération. Lorsqu'on voit des pneumonies non choisies guérir, sous l'influence du *port-wine*, dans la proportion de 125 sur 129, il est bien permis d'être infidèle à des méthodes dont les plus beaux succès laissent encore place à une mortalité d'un huitième (2) ; et quand l'emploi *exagéré* de l'alcool n'entraîne, dans les cas graves, qu'un décès sur neuf, la raison ne peut vouloir qu'on s'en tienne au tartre stibié qui, dans des conditions analogues, laisse mourir près des deux tiers des malades (3).

(1) Je ferai la même réflexion à l'égard des pneumonies dont parle M. Béhier (*loc. cit.*) ; vainement alléguerait-on, au détriment de l'alcool, que 7 malades sur 34 sont morts : les circonstances de ces revers en changent singulièrement la valeur. « Numerandæ, sed perpendendæ observationes. »

(2) M. Grisolle trouve ce résultat très-favorable, et le rapporte à l'emploi combiné des saignées et de l'émétique. Voir son Traité de la pneumonie, 2ᵉ édit., p. 737.

(3) Grisolle, ouvrage cité.

— Le même auteur censure les gens qui prennent des spiritueux au début des phlegmasies thoraciques ; il déclare leur conduite imprudente, irrationnelle, réprouvée par la science (*loc. cit.*, p. 547), et confesse, néanmoins, à la page suivante, n'avoir observé chez ces téméraires qu'une mortalité d'*un neuvième*. Quelque banale et mal réglée que soit une telle pratique, les suites n'en semblent donc ni

III

Considérons maintenant les effets de l'alcool dans les maladies aiguës fébriles : je veux dire les effets bruts, sensibles pour tout le monde, et je continue à garder pour plus tard l'examen de l'action intime.

1° *Appareil digestif.* — La langue reste humide ; si elle était sèche et même brune, elle acquiert souvent de l'humidité (Todd, Lyons, Murchison, Beale). On ne constate pas de troubles digestifs (Todd, Anstie), mais seulement une stimulation de l'estomac (E. Smith, Gairdner); les fonctions de l'intestin s'accomplissent plus facilement (Beale); Edward Smith croit pourtant qu'il y a rétention des *fœces*.

2° *Appareil circulatoire.* — Le pouls diminue en fréquence et augmente en force (Todd, Anstie, E. Smith, Lyons, Murchison, Beale), l'action du cœur est renforcée (Stokes, Tweedie, Todd, E. Smith, Murchison), la face ne rougit point (Todd, Anstie, Murchison), la température peut s'abaisser ou s'élever suivant qu'elle était au-dessus ou au-dessous de la normale (Todd, Anstie, S. Ringer et W. Rickards), la tendance à l'in-

---

redoutables, ni même méprisables; et peut-être M. Grisolle la traite-t-il encore trop durement lorsqu'il se décide à en écrire « que si l'on peut blâmer, en règle générale, l'usage des liqueurs excitantes au début de la pneumonie, c'est moins dans la crainte qu'elles puissent nuire que parce qu'elles sont complétement inutiles, du moins dans la généralité des cas » (p. 549).

flammation n'est point accrue, ni l'inflammation préexistante favorisée (Todd, Anstie, Beale)..

3° *Appareil respiratoire.* — La respiration ne s'accélère pas (Beale), et peut, au contraire, devenir moins fréquente (Todd); l'air expiré n'exhale point l'odeur d'alcool (Todd).

4° *Système nerveux.* — Il ne survient pas de céphalalgie (Beale); l'insomnie disparaît; l'état des forces devient meilleur; la tendance aux mouvements convulsifs décroît; l'agitation et le délire sont prévenus ou cessent plus ou moins complétement (1); il n'y a jamais d'ivresse (la généralité des auteurs).

5° *Nutrition.* — L'absorption n'est pas entravée (Beale); d'après Anstie, l'alcool ralentit l'émaciation; selon Murchison et Beale, au contraire. il n'y met nullement obstacle.

6° *Sécrétions.* — L'action de la peau est plus énergique (Anstie, Beale), et il en est de même de celle des reins (Beale); Murchison paraît ne pas admettre ces deux propositions, et Smith (Edward) professe, au contraire, que les fonctions des reins, comme celles de la peau, sont moins actives.

Ajoutons à tout cela que la convalescence marche beaucoup plus vite (Todd, Anstie, Beale).

Les phénomènes que je viens d'exposer brièvement

____

(1) Sauf quand il s'agit d'une inflammation du cerveau.

sont ceux qu'on observe quand l'alcool est employé en temps opportun, à dose convenable, et avec les précautions voulues. Plusieurs d'entre eux choquent tellement les idées reçues en France, qu'ils paraissent incroyables tant qu'on n'en a pas vérifié soi-même l'exactitude. Telle est, notamment, la tolérance créée par l'état fébrile à l'égard des spiritueux; le D' Anstie insiste sur elle à bon droit, et montre qu'un malade peut ingérer, sans tomber dans l'ivresse ni même acquérir l'haleine alcoolique, des doses d'eau-de-vie capables d'empoisonner un homme sain ou un convalescent (1). Il rapporte deux cas où 24 onces de brandy en vingt-quatre heures furent prescrites, pendant six jours de suite chez un vieillard de 70 ans, pendant dix jours chez un homme de 24 ans, et ne produisirent aucune espèce d'ébriété (2). Beale cite des exemples analogues, et conclut que, dans les cas désespérés, la stimulation peut être portée sans péril jusqu'aux dernières limites possibles (*stimulation may be safely pushed to the utmost extent possible*) (3). Cependant personne ne nie que les spiritueux déterminent quelque-

---

(1) The Alcohol Question (*London Medical Review*, 1862) ; Is Alcohol Food , Medicine , or Poison? — Does Alcohol act as Food ? (*Cornhill Magazine*, 1862). By Francis E. Anstie. Analyse dans le journal de Ranking et Radcliffe, 1863.

(2) Cases Illustrative of the Action of Alcohol as an Aliment in Disease. By Francis E. Anstie. In *The London Medical Review* et *The Dublin Medical Press*, 1862.

(3) Remarks on Depletion and Excessive (?) Stimulation in very serious cases of Acute Disease. By Lionel S. Beale. In *The British Medical Journal*, 1863.

— On « Deficiency of Vital Power » in Disease, and on « Support ». By Lionel S. Beale. In *The British Medical Journal*, 1863.

fois une ivresse véritable, Anstie pense avec Todd qu'ils sont alors nuisibles, et recommande au médecin d'épier attentivement la tolérance du malade (1). Si l'alcool est donné à trop haute dose ou sous une forme trop concentrée, il irrite l'estomac, laisse décliner les forces après les avoir exaltées, et donne lieu à différents troubles, tels que de la flatulence, des éructations fréquentes, voire même des nausées, de la sécheresse de la langue et de la bouche, ainsi qu'un certain état fuligineux des dents et des lèvres, enfin du coma. Ce dernier symptôme ne doit point être attribué mal à propos à la maladie ; une semblable erreur, aussi bien que l'erreur inverse, pourrait avoir les conséquences les plus fâcheuses. Pour prévenir toute équivoque, Todd a laissé des règles très-simples dont voici la traduction :

« 1° Le coma de l'alcool est moins profond que celui de la maladie; et le malade atteint du premier peut en être tiré plus facilement que de l'autre. En pareil cas, un bon moyen de distinguer les deux formes de coma consiste à verser de l'eau froide sur la tête du patient; de cette manière on interrompra le coma provoqué par l'alcool beaucoup plus facilement que l'état comateux qui tient à la maladie.

« 2° En supprimant l'alcool pendant deux heures ou plus, ne donnant à la place rien autre chose que de l'eau, et visitant le malade après un court laps de temps, on trouvera le coma notablement amoindri s'il a été

____

(1) On the Physiological and Therapeutical Action of Alcohol. By Francis Edmund Anstie. In *The Lancet*, 1865.

causé par l'alcool. Mais, dans une expérience pareille, il faut observer fréquemment le malade, et prendre bien garde à ne pas tenir le stimulant trop longtemps suspendu. J'ai vu souvent des malades tomber dans une faiblesse irrémédiable, grâce à une pratique timide.

« 3° La persistance de l'haleine alcoolique peut être regardée comme le signe d'une administration trop copieuse. Lorsque la quantité a été mesurée convenablement, les vapeurs d'alcool ne sont point perçues dans l'air expiré, ou ne le sont, au plus, que pendant un temps très-court après l'ingestion de chaque dose » (1).

Les résultats obtenus en France répondent, en général, aux assertions des Anglais. M. Béhier a prescrit l'eau-de-vie à des doses qui ont varié entre 80 et 300 grammes. « Comme Todd, écrit-il, j'ai vu l'alcool faire cesser le délire, faire tomber le pouls, abaisser la respiration et déterminer souvent une transpiration abondante, malgré laquelle les forces se relevaient. Jamais je n'ai observé le moindre signe d'ivresse »(2). La tolérance pour l'alcool avait été déjà reconnue par Aran, Debout et M. Cazin ; leurs opinions sont acceptées par M. Guelle, qui s'exprime ainsi, dans son intéressante dissertation inaugurale :

« La stimulation alcoolique est produite, chez l'homme sain, à dose faible, et, dans l'état morbide, une dose élevée qui serait stupéfiante chez l'homme sain n'est

(1) Clinical Lectures, etc.
(2) Note citée.

simplement que stimulante : de là cette tolérance de l'alcool engendrée par certains états pathologiques, qui retardent la période anesthésique au profit de son action stimulante qu'ils réclament.

« Cette tolérance morbide de l'alcool, en vertu de laquelle se produisent ses effets thérapeutiques, est subordonnée à une lésion fonctionnelle, la dépression passagère du système nerveux, caractérisant toujours du plus au moins tous les états pathologiques où la tolérance alcoolique apparaît.

« ..... Cet état morbide accidentel, qui appelle la stimulation alcoolique et crée la tolérance, tend à disparaître par l'effet même de leur simultanéité ; d'où l'on peut conclure que la condition essentielle de l'effet thérapeutique des alcooliques est leur tolérance » (1).

Basé sur des documents fournis par M. Béhier ou dus à ses propres observations, M. Legras pense que l'alcool peut remonter l'organisme affaissé, relever le pouls et en diminuer la fréquence, ralentir la respiration, provoquer le sommeil, la transpiration, l'appétit, augmenter la sécrétion urinaire, chasser le coma et s'opposer au délire (2). M. Trastour, professeur adjoint de clinique médicale à l'École de médecine de Nantes, a constaté des faits à peu près semblables (3).

Voilà des témoignages propres à rassurer ceux qui craignent encore de verser l'huile sur le feu en pres-

(1) Thèse citée.
(2) Thèse citée.
(3) *Bulletin de thérapeutique*, 1866

crivant l'alcool dans les inflammations. Suivant
M. Grisolle, on a d'autant moins l'occasion d'employer les stimulants qu'on exerce dans une contrée
plus méridionale. Cette proposition est probablement
vraie, et puise une démonstration indirecte dans l'in-
nocuité relative de la déplétion chez les habitants des
pays chauds. Mais il n'est plus possible aujourd'hui
d'admettre avec l'éminent professeur, que les alcooliques, applicables en Angleterre à cause du climat
différent et des habitudes d'intempérance du peuple
anglais, doivent être exclus, à Paris, du traitement
des phlegmasies pulmonaires (1).

IV

J'arrive à l'emploi thérapeutique de l'alcool chez
les enfants en particulier.

La question de l'âge du malade ne paraît pas avoir
toujours préoccupé ceux des médecins anglais qui
prescrivent les liqueurs spiritueuses. Toutefois, parmi
les observations provenant de l'école de Todd, nous
rencontrons çà et là celle d'un jeune sujet. Anstie
parle d'un enfant de 14 mois, atteint de pneumonie
avec accélération extrême du pouls et de la respiration, peau chaude et sèche, toux désolante (*distressing*),
face brûlante, joues congestionnées, urines privées de
chlorures, et dont l'estomac, rebelle aux liquides les
plus variés, même à l'eau pure, ne pouvait supporter

(1) Traité de la pneumonie.

que le port-wine : le petit malade en prit avidement, par cuillerées à café, jusqu'à 6 onces par jour pendant douze jours ; à la fin de ce temps, il fut possible d'ajouter au vin un peu d'eau, puis de remplacer le vin par de l'huile de foie de morue, tout autre aliment tel que lait, arrow-root, beef-tea, continuant à être immédiatement vomi ; un succès complet couronna cette médication. Passant de la première à la deuxième enfance, je mentionnerai encore l'histoire racontée par Beale, d'une fille de 14 ans présentant un rhumatisme articulaire aigu, compliqué de pneumonie et de péricardite avec épanchement : le pouls était à 160 ; il y avait 60 respirations par minute ; indépendamment des alcalins et de l'opium à l'intérieur, des onctions mercurielles et des topiques opiacés, on prescrivit 10 onces d'eau-de-vie par jour pendant onze jours : la malade guérit.

Le Dr West, médecin de l'hôpital des Enfants à Londres, emploie souvent les spiritueux dans la diarrhée inflammatoire : l'indication peut se produire tout à coup et disparaître de même ; rare d'ordinaire avant le déclin des symptômes actifs, elle survient pourtant quelquefois dès le deuxième ou troisième jour de la maladie, lorsqu'il y a une grande irritabilité de l'estomac, une action énergique des intestins, qu'aucun médicament n'est supporté sauf le calomel et l'opium, et que les boissons ne sont tolérées qu'à la condition d'être administrées froides. En pareille occurrence, une faiblesse extrême peut se déclarer rapidement, et les vomissements, liés d'abord à l'état de l'estomac, continuent comme expression de l'affaissement général ; on doit prescrire alors à un enfant de 1 an 2 grammes environ de brandy toutes les deux ou trois heures : ce liquide sera donné par doses de quelques gouttes, soit dans du lait froid étendu d'eau, soit dans de l'arrow-root peu épais. Murchison croit l'alcool souvent inutile chez les jeunes enfants atteints de fièvre typhoïde (1) ; West est un peu moins réservé : les indications des spiritueux dans cette maladie lui paraissent les mêmes à tous les âges, et, quant aux doses, elles varieront suivant la façon dont le malade les supportera ; négligeant le précepte de Todd, il donne le vin en même temps que l'eau-de-vie, et n'a point balancé, dans quelques cas, à faire prendre à des enfants de 10 ans au plus, 12 onces du premier et 4 onces de la seconde en vingt-quatre heures. Selon West, la pneumonie est susceptible d'exiger l'emploi du vin chez les enfants comme chez les adultes ; il est à propos d'en ordonner même aux enfants à la mamelle, si la respiration devient pénible et irrégulière tandis que le pouls augmente en fréquence et en petitesse. Le vin et le brandy sont encore avantageux dans l'œdème du poumon, avec dépression excessive des forces, et leur suppression prématurée serait, dans ce cas, très-préjudiciable. Enfin West conseille le vin et l'ammoniaque chez les enfants atteints de variole, quand la faiblesse est très-marquée avant que l'éruption soit établie (2).

Dans une leçon clinique sur le traitement de la

(1) A Treatise on the Continued Fevers, etc.
(2) Lectures on the Diseases of Infancy and Childhood. By West.

pneumonie, Chambers parle avec éloges des spiritueux; mais il ne les croit pas nécessaires dans l'enfance, et prétend que l'alcool augmente, à cet âge, la
durée de l'affection (1).

D'après le D' Mac Cormick, c'est à tort qu'on semble
craindre l'usage du vin chez les jeunes enfants : ce
traitement lui a réussi, notamment dans des cas de
pneumonie ou de bronchite aiguë chez des sujets
nouveau-nés ou âgés de 1 à 12 mois. Il pense qu'en
prescrivant simultanément l'ammoniaque, on peut
prévenir les effets narcotiques de l'alcool, et qu'un
état inflammatoire ne contre-indique nullement les
spiritueux quand ils sont réclamés par l'état général
des malades (2).

Graily Hewitt assure qu'en aucun cas les bons
effets des stimulants alcooliques n'apparaissent aussi
frappants que dans la première ou la seconde enfance,
soit qu'il s'agisse de combattre la faiblesse dans les
affections dépressives, soit qu'on ait affaire à des enfants nés faibles ou chétifs. Il professe qu'un grand
nombre des états dits *inflammatoires* qui surviennent
dans les premiers temps de l'existence, peuvent être
efficacement et promptement combattus par l'eau-de-
vie ou le vin à large dose. Sa note se termine par
quatre observations dont voici l'analyse :

1er *cas.* Enfant de 7 mois, souffrant depuis plus

(1) Clinical Lectures on the Treatment of Pneumonia. By T. K.
Chambers. In *The Lancet*, 1862.
(2) Stimulants to New-born Infants. By J. V. M' Cormick. In *The
Lancet*, 1865.

d'une semaine, et présentant actuellement les signes d'une congestion pulmonaire avec dyspnée intense, faiblesse, et répulsion pour les aliments ordinaires. Révulsion sur la poitrine et administration quotidienne d'une once d'eau-de-vie dans de l'eau sucrée ; un expectorant doux est également prescrit. Amélioration rapide : au bout d'une semaine, l'enfant peut prendre du lait étendu d'eau. Des rechutes ont lieu les semaines suivantes ; l'eau-de-vie en fait chaque fois justice.

2ᵉ cas. Une femme se présente à l'hôpital Sainte-Marie, amenant son quatorzième enfant ; les treize premiers sont morts : aucun d'entre eux n'a vécu plus de dix mois ; tous avaient été nourris avec du lait étendu d'eau. Le quatorzième a subi le même régime ; il est maigre, froid, anémié, ictérique, et paraît mourant de faim. A défaut de nourrice, on conseille du biscuit et de l'eau sucrée, plus environ 10 grammes d'eau-de-vie toutes les vingt-quatre heures, dilués dans une quantité d'eau suffisante. Au bout de deux mois, durant lesquels nulle autre chose n'a été faite, on ramène l'enfant à la consultation ; sa santé est devenue excellente et continue à l'être.

3ᵉ cas. Petite fille de 3 ans, souffrante depuis plusieurs mois, mangeant à peine, émaciée, criant sans cesse, et portant à la cuisse gauche une grosseur du volume d'un œuf. Fer, quinquina, etc., ont été employés sans succès ; la famille de la malade songe à l'envoyer au bord de la mer. On prescrit à titre de régime quotidien un ou deux œufs battus avec une pinte de lait et une once d'eau-de-vie convenablement étendue et sucrée. Pendant plus de trois mois l'enfant reste soumise à ce traitement, grâce auquel se déclare une amélioration rapide et constante. La grosseur diminue, puis se dissipe après avoir donné issue à une petite quantité d'un fluide puriforme. Aujourd'hui, le rétablissement est complet. Le mieux avait déjà paru, quand on eut recours à de petites doses d'iodure de fer; mais l'auteur n'attache pas grande importance à ce détail. « Dans ce cas comme dans plusieurs autres, » dit-il, « l'alcool m'a paru non-seulement soutenir la force vitale, mais rendre la malade apte à faire usage d'aliments d'une autre espèce. »

4ᵉ cas. Petite fille de 6 ans. Depuis trois années, plusieurs amygdalites se sont produites, offrant toujours un caractère grave : frisson, pouls à 130, peau brûlante, dysphagie, léger délire. Ces symptômes éclatent soudainement et jettent la terreur dans la famille. Chaque fois la prescription fut la suivante : repos au lit, chaleur autour du cou, lait étendu d'eau pour boisson, et, toutes les quatre heures, un demi-verre à bordeaux de sherry mêlé à pareille quantité d'eau très-chaude; puis, au bout de douze heures, un grain de calomel. Ainsi traitée, la malade, en trois occasions différentes, s'est éveillée le lendemain matin complétement remise (1).

____

(1) Stimulants to Young Children. By Graily Hewit. In *The Lancet.* 1865

Les opinions de Graily Hewitt ont trouvé faveur autour de lui. Parmi ses adhérents on peut citer le Dr Kingsford, chirurgien du London Orphan Asylum ; ce praticien s'étend sur un phénomène qu'il croit propre à régler l'administration du brandy chez les jeunes enfants : si la fontanelle est déprimée, concave, c'est qu'il y a dépression des forces : d'où indication ; si elle est convexe, bombée, c'est que les forces n'ont pas fléchi : d'où contre-indication (1).

J'ai été moi-même témoin de l'emploi des alcooliques au London Hospital for Sick Children. On s'y garde soigneusement de la routine, mais, en considérant les circonstances propres à chaque malade, on est fréquemment amené à prescrire les spiritueux dans la bronchite, la pneumonie, les fièvres éruptives, le typhus (dès le début), la fièvre typhoïde (à une époque plus éloignée). Le vin est administré dans de l'eau ou dans du lait ; jamais on ne sucre le mélange, et les enfants ne l'en acceptent pas moins volontiers. Il va sans dire que les doses varient avec l'âge des malades ; à un enfant de 6 ans on administrera 2 onces d'eau-de-vie ou 4 onces de vin, souvent beaucoup plus, et jusqu'à 8 onces d'eau-devie dans certains cas. D'autre part, je me rappelle avoir vu au London Fever Hospital un enfant de 3 mois prenant 3 onces de brandy par jour, et un enfant de 10 ans prenant 6 onces de la même substance dans le même temps ; ce dernier malade était atteint de scarlatine.

(1) Stimulants to Young Children. By C. Dudley Kingsford. In *The Lancet*, 1865.

La médecine française préconise, elle aussi, le traitement alcoolique dans certaines affections de l'enfance. D'accord avec Posner (de Berlin), MM. Barthez et Rilliet le conseillent dans la bronchite suffocante aiguë. «Lorsque l'oppression est considérable», disent-ils, «lorsque l'enfant n'a plus la force de vomir, de tousser, d'expectorer; si le visage est altéré, si le regard a perdu l'éclat fébrile pour prendre une apparence terne et inanimée; si la face est légèrement violacée, et que les extrémités aient de la peine à se réchauffer, il ne faut pas hésiter, quelle que soit la forme anatomique et symptomatique, à recourir aux stimulants toniques. Il faut choisir un vin de liqueur, malaga, madère ou porto; le donner par cuillerées à café ou par cuillerées à soupe, mêlé à trois ou quatre parties d'eau. Dans les cas pressants, on doit l'administrer toutes les demi-heures; dans les cas moins urgents, toutes les deux ou trois heures» (1). MM. Trastour et Gatterre ont été plus loin encore : un enfant de 14 mois se mourait d'une bronchite ou d'une broncho-pneumonie; appelés pour la forme, ces deux praticiens firent prendre au patient le quart d'une bouteille de vin de Constance, par cuillerées à café, dans l'espace de deux ou trois heures; peut-être dépassèrent-ils un peu la dose nécessaire, car il y eut des signes d'ivresse; quoi qu'il en soit, l'enfant guérit. Une autre fois, M. Trastour eut à se louer d'un traitement analogue chez une petite fille de 11 ans, faible

(1) Traité clinique et pratique des maladies des enfants; par Barthez et Rilliët.

et chétive, qui avait été prise de pneumonie au dixième jour d'une rougeole (1). Les vins de liqueur sont également recommandés par MM. Barthez et Rilliet dans la diarrhée cholériforme des enfants lorsqu'il y a perte des forces, refroidissement, petitesse du pouls et flaccidité du ventre ; les mêmes auteurs en font pareillement usage dans l'éclampsie infantile si souvent liée à une débilitation de l'organisme.

M. Cazin, adoptant une pratique semblable à celle de West, ordonne du vin chaud dans la variole quand l'éruption languit par défaut d'énergie du malade (enfants de la classe pauvre).

Un cas de diphthérite infectieuse a fourni à M. F. Bricheteau l'occasion de prescrire largement les alcooliques : le petit malade, qui refusait l'alimentation ordinaire, ne put être soutenu que par ce moyen et n'offrit jamais aucun symptôme d'ébriété (2).

Je ne pourrais sans sortir de mon sujet m'appesantir sur l'emploi de l'alcool contre les ascarides lombricoïdes (Bremser, Cruveilhier, Cazin), ni même sur l'utilité des lavements de vin dans le rachitisme (A. Dubois, Blache, Giraud); et je terminerai présentement mes citations en extrayant de la thèse de M. Guelle un passage relatif à la fièvre typhoïde :

« Dans cette affection qui ne diffère guère du même type pathologique des adultes, nous y retrouvons également deux sortes d'adynamie : une adynamie pri-

(1) *Bulletin de thérapeutique*, 1866.

(2) De l'emploi du vin à haute dose dans le traitement de la forme infectieuse de la diphthérite ; par F. Bricheteau. In *Bulletin de thérapeutique*, t. LXVII.

mitive, telle qu'elle se présente dans certaines fièvres typhoïdes très-graves, à forme ataxo-adynamique, et une adynamie secondaire, ou celle qui n'est plus l'effet du génie même de la maladie, mais de sa débilitation consécutive.

« Dans les deux cas, les alcooliques rendent de grands services, et satisfont admirablement à deux indications tout à fait spéciales. »

De ce qui précède, il résulte explicitement ou implicitement : 1° que les médecins français ne donnent point l'alcool dans les maladies de l'enfance à moins d'adynamie évidente ou de menace d'inanition ; 2° que s'ils l'emploient chez des enfants atteints d'affections inflammatoires, c'est malgré la nature du mal, et nullement à cause de cette nature ; 3° qu'ils sont imités, sous ce double rapport, non par tous les médecins anglais, mais par un certain nombre d'entre eux.

Personne, en France, ne semble avoir essayé jusqu'ici d'appliquer aux enfants le traitement alcoolique *tel que Todd l'entendait :* il n'est donc pas impossible qu'on accorde quelque intérêt aux observations que je vais maintenant rapporter. En prescrivant l'alcool à plusieurs de nos malades, avec l'assentiment et sous le contrôle de mon excellent maître M. Simon, j'ai tenté d'ébaucher à l'hôpital des Enfants l'œuvre accomplie par M. le professeur Béhier dans les hôpitaux d'adultes : je ne me suis point attaché spécialement aux états manifestement adynamiques, et, m'inspirant des préceptes de Todd, j'ai administré l'eau-de-vie dans les phlegmasies franches comme dans les cas où la dépression des forces dominait vi-

siblement la scène. Mes faits se rattachent à plusieurs
espèces morbides ; trop peu nombreux pour que j'en
veuille rien conclure à l'égard d'aucune maladie en
particulier, ils ont un côté commun qui les rappro-
che : le caractère aigu et fébrile. C'est généralement
sous forme d'eau-de-vie à 50° Gay-Lussac, et en di-
lution dans un julep gommeux ou, mieux, dans de
l'eau sucrée, que l'alcool a été donné à nos patients ;
l'abondance du véhicule variant de manière à corriger
la saveur brûlante de la base, et les jeunes malades
prenant une cuillerée à soupe de leur potion, toutes
les heures au moins.

Observation Iʳᵉ. — *Pneumonie; traitement alcoolique; guérison.*—
Mazurier (Marie), âgée de 2 ans, demeurant rue Pernetty, n° 7,
née à Versailles, entrée à l'hôpital le 26 janvier 1865 (salle Sainte-
Catherine, n° 18).

Assez développée, d'un embonpoint modéré, cette enfant ve-
nait d'avoir une pneumonie dont elle n'était réputée guérie que
depuis une douzaine de jours au moment de son admission. Elle
est atteinte actuellement d'une double broncho - pneumonie.
Souffle et matité manifestes des deux côtés de la poitrine, mais
plus sensibles à droite qu'à gauche. Râles de bronchite disséminés dans toute l'étendue des deux poumons. Dyspnée extrême,
toux fréquente. Fièvre intense. Pas de diarrhée.

Le premier jour on lui prescrit une potion au tartre stibié.
Elle en prend deux cuillerées et vomit à la troisième; le reste
de la potion n'est point administré.

Le deuxième jour, nouvelle potion à l'émétique dont elle ne
prend qu'une seule cuillerée. Sirop diacode.

Les jours suivants, kermès et sirop diacode. Le 31, on prescrit
en outre un peu de tapioka.

3 février. La malade est dans l'état suivant : Amaigrissement
sensible. Face pâle, sauf au niveau des pommettes qui sont un

peu colorées. Langue blanchâtre, assez humide. Selles régulières. Urines d'abondance normale. Pouls à 124. Peau moite, modérément chaude. Toux fréquente. 40 respirations par minute. Matité à la base du poumon droit et au sommet du poumon gauche. Souffle bronchique dans les mêmes points, d'une intensité médiocre à gauche, tout à fait tubaire à droite. Râles sous-crépitants uniformément disséminés dans toute l'étendue des deux poumons. Rien d'anormal du côté du cœur. En somme, les phénomènes physiques sont demeurés presque stationnaires depuis le moment de l'entrée, mais l'état général s'est un peu amélioré : l'abattement est moindre et le sommeil plus calme. — Gomme sucrée; sirop diacode, 15 grammes; potion avec 30 grammes d'eau-de-vie; tapioka.

Le 4. Pouls à 92. Peau moins chaude qu'hier, toujours humide. 36 respirations par minute. — Même prescription.

5 février. Rien de nouveau.

Le 6. Les forces paraissent se relever; la physionomie est meilleure. Pommette gauche plus rouge que celle du côté droit. Pouls à 104. 34 respirations par minute. Le souffle au sommet gauche est devenu très-léger; à droite, il est toujours le même. Râles muqueux disséminés dans les deux poumons. —Même prescription.

Le 7. Depuis trois jours, la malade prend quelques aliments solides; elle a eu hier une selle diarrhéique. Le souffle du côté droit diminue d'intensité.—Lavement laudanisé. Le reste *ut suprà.*

Le 8. Plus de diarrhée. Souffle à peine sensible du côté gauche où les râles muqueux ont presque entièrement disparu. A droite, le souffle, bien qu'encore nettement perceptible, l'est beaucoup moins qu'hier; les râles muqueux sont encore nombreux du même côté. Le pouls reste à 104.—Potion avec 45 grammes d'eau-de-vie. Le lavement est supprimé.

Le 9. Pouls à 88. Peau normale à la palpation. Peu de toux. Plus de souffle; à peine quelques râles muqueux. Le visage se recolore graduellement. Les selles sont régulières. L'état général s'améliore de plus en plus.

Le 11. Potion avec 60 grammes d'eau-de-vie.

Le 13. Souffle et râles sous-crépitants à droite à la base. Seulement des râles dans le poumon gauche. L'état général est toujours assez satisfaisant.

Le 14. Le souffle a disparu à droite, et l'on ne trouve plus de ce côté que des râles muqueux. Par contre, il a reparu à gauche dans le lobe supérieur, en arrière; il est accompagné de râles sous-crépitants. La percussion pratiquée dans les mêmes points ne donne qu'une matité très-légère. Langue normale; appétit; selles régulières. Pommettes un peu plus colorées que les jours précédents. 52 respirations par minute. Pouls à 88. Peau un peu plus chaude que la veille. La toux n'a pas augmenté de fréquence. L'enfant est gaie, assez forte, et son état général ne paraît pas souffrir du retour des phénomènes locaux.— Même prescription.

Le 16. Pouls à 80.

Le 18. Souffle à droite au sommet, et à gauche à la base. Peu ou point de râles. État général excellent.

Le 19. Le souffle est tellement doux qu'il est à peine perceptible. Les râles ont disparu. Peu de toux. L'enfant est rendue à sa famille.

Obs. II. — *Pneumonie ; traitement alcoolique ; guérison.* — Martin (Louise), âgée de 13 ans, cartonnière, née à Romans (Drôme), demeurant rue du Faubourg-du-Temple, n° 25, entrée à l'hôpital le 9 février 1865 (salle Sainte-Catherine, n° 51).

Grande, fortement constituée, ordinairement bien portante, cette jeune fille a eu ses règles pour la première fois il y a huit jours ; l'écoulement menstruel a duré vingt-quatre heures et n'a été accompagné d'aucun malaise (1). Pas de maladie héréditaire dans sa famille; rarement malade elle-même (variole à 1 an et demi, dont on voit quelques cicatrices sur ses lèvres et sur son nez; entérite il y a quelques mois, à la suite d'une indigestion de fruits). Vit dans de bonnes conditions hygiéniques.

Vers la fin du mois dernier, la malade fut prise d'un rhume à la suite d'un froid aux pieds prolongé. D'abord son indisposition parut sans gravité : elle toussait à peine et crachait un peu,

(1) Bien qu'une fille réglée ne soit plus une enfant, dans le sens physiologique du mot, j'ai cru devoir insérer l'observation de celle-ci à côté des autres; assez intéressante en soi, elle pourrait servir, au besoin, de terme de comparaison. La même remarque s'applique aux observations VIII et XVI.

quand elle fut prise, le 6 février, d'une vive douleur ayant son siége dans le côté gauche, augmentant dans la respiration, et mettant obstacle à la toux. Le 7, survenait une expectoration de crachats jaunâtres; le 8, les crachats contenaient du sang en abondance, et la douleur devenait plus vive. La malade prit alors le lit, et reçut la visite d'un médecin qui conseilla de la transporter à l'hôpital.

Le 10. On la trouve dans l'état suivant: Céphalalgie frontale; tête lourde; insomnie. Pommettes colorées. Bouche amère et pâteuse. Langue couverte d'un enduit blanchâtre, rouge à la pointe et sur les bords. Anorexie; soif vive. Creux épigastrique un peu douloureux à la pression. Selles régulières. Urines plus rouges qu'à l'état de santé. Rien d'anormal du côté du cœur. Pouls à 104. Peau chaude. Peu de transpiration. Douleur de côté un peu moindre que les jours précédents, siégeant à gauche, en dehors de la région précordiale. Crachats adhérents, rouillés et striés de sang pur; expectoration assez difficile. Toux fréquente. 44 respirations par minute. Dyspnée très-notable. La percussion fournit une matité légère en dedans et au-dessous de l'omoplate gauche; l'auscultation révèle dans le même point un souffle profond, doux, sensible surtout dans l'expiration, et une bronchophonie à peine appréciable, quelques râles sonores et muqueux sont irrégulièrement disséminés dans les deux poumons. La malade se plaint d'une grande faiblesse et paraît, en effet, assez prostrée. — Gomme sucrée; potion avec 100 grammes d'eau-de-vie; 4 bouillons.

Le 11. Forces manifestement relevées. Physionomie moins abattue. Pommettes moins rouges. Un peu de sommeil cette nuit. Plus de céphalalgie; moins de pesanteur de tête. Langue bien moins sale. Léger appétit. Creux épigastrique moins sensible. Pas de garde-robe. Urines moins rouges et plus abondantes. Pouls à 88. Peau bien moins chaude. Pas de transpiration. Moins de toux. Crachats moins rouillés et contenant moins de sang. Expectoration plus facile. Dyspnée moindre. 30 respirations par minute. Souffle un peu moins distinct.— 2 bouillons et 2 potages; le reste *ut suprà*.

Le 12. La prostration reparaît. La céphalalgie est revenue ainsi que la pesanteur de tête et l'insomnie. Facies assez rouge. Langue plus sale. Anorexie; soif plus vive. Creux épigastrique douloureux à la pression. Une garde-robe régulière. Urines sans coloration anormale, mais moins abondantes qu'hier. Peau sèche et plus chaude. Pouls à 112. Dyspnée plus grande. 60 respirations par minute. Souffle et matité plus prononcés. Peu ou point de râles. La malade prétend avoir eu froid aux reins dans le courant du jour.— Même prescription.

Le 13. Nuit très-agitée. Trois selles liquides accompagnées de quelques coliques. Crachats plus adhérents, plus rouillés, et contenant une plus grande quantité de sang. Le souffle est maintenant tubaire, et règne accompagné de bronchophonie et de matité dans toute la hauteur du poumon gauche en arrière, sauf à l'extrême base. En ce dernier point, on trouve une matité prononcée, un affaiblissement du murmure respiratoire et une légère égophonie. La malade se dit très-faible; toutefois elle peut se mettre sur son séant sans qu'on l'aide, et se maintient assez bien dans cette position. — Gomme sucrée; potion avec 150 gr. d'eau-de-vie.

Le 14. Nuit calme; sommeil paisible depuis neuf heures du soir jusqu'à quatre heures du matin, interrompu seulement à deux reprises pour l'administration de la potion. Pas de céphalalgie; pas de pesanteur de tête. Meilleure expression de la physionomie. La bouche est humide et a cessé d'être amère. La langue, également humide, est blanche à la partie moyenne. Soif moindre. Plus de diarrhée; plus de coliques; une selle régulière. Urines à la fois moins rouges et moins abondantes. Pouls à 88. Peau plus souple et bien moins chaude. Pas de transpiration. Moins de toux. Crachats toujours rouillés, mais sans mélange de sang pur. Dyspnée bien moins marquée. 48 respirations par minute. Souffle bien moins sec et mélangé de quelques râles de retour. Bronchophonie moins éclatante. Râles sibilants disséminés dans les deux poumons. Faiblesse beaucoup moins considérable.— Même prescription.

Le 15. Nuit excellente. Facies normal. Langue moins blanche. Appétit. Peu de soif. Selles régulières. Pouls à 60. Peau souple et sans chaleur exagérée. Transpiration abondante pendant la nuit. Une légère épistaxis a eu lieu hier dans la journée. Peu de toux. Douleur de côté presque nulle. Crachats peu rouillés, moins visqueux. Pas de dyspnée. 36 respirations par minute. Souffle très-doux, plus marqué dans la partie supérieure de son étendue. Les forces se relèvent rapidement. — Même prescription

Le 16. Hier, dans la journée, une légère épistaxis a eu lieu. Sommeil excellent. Transpiration continue. Crachats blancs ou jaunâtres. 30 respirations par minute. Matité à peine sensible. Souffle presque nul et borné à la partie supérieure de son étendue primitive. État général excellent.—Potion avec 100 grammes d'eau-de-vie; le reste *ut suprà*.

Le 17. Pas d'épistaxis nouvelle. La douleur de côté n'existe plus. 28 respirations par minute. Transpiration peu abondante.

Le 18. Plus de transpiration. Plus de toux. 26 respirations par minute. L'auscultation ne révèle plus qu'un peu de rudesse du murmure respiratoire dans les points où le souffle a siégé. — Potion avec 80 grammes d'eau-de-vie; une portion.

Le 19. Deux portions.

Le 21. La rudesse du murmure respiratoire a disparu. — On supprime la potion alcoolique.

Le 24. La malade se lève et reste hors du lit de midi à cinq heures.

Le 26. La marche est facile et s'accomplit sans titubation.

5 mars. Départ pour la maison de convalescence.

Obs. III. — *Pneumonie ; traitement alcoolique ; guérison.* — Choquer (Marie-Victorine), âgée de 9 ans et demi, demeurant rue d'Argenteuil, n° 37, née à Paris, entrée à l'hôpital le 16 février 1865 (salle Sainte-Catherine, n° 6).

D'une taille ordinaire et d'un embonpoint très-médiocre, cette enfant est blonde et paraît molle et un peu lymphatique; toutefois elle n'a jamais eu ni gourme, ni engorgement ganglionnaire; sa santé habituelle est bonne, et son intelligence remarquablement développée. Dans sa première enfance et presque coup sur coup, elle a eu la fièvre typhoïde, la scarlatine, et aussi, dit-elle, la fièvre cérébrale (?). Son père a succombé, il y a quatre ans, à une pneumonie. Sa mère est bien portante; il en est de même de son frère, qui a 15 ans, et de ses sœurs, âgées l'une de 20 ans, l'autre de 14 ans et demi. Les conditions hygiéniques dans lesquelles elle vit sont satisfaisantes.

Il y a sept jours environ, notre malade fut prise d'un *rhume de poitrine* consécutif, sans doute, à un refroidissement éprouvé à l'école. Ce malaise fut d'abord négligé comme peu important, mais, dans la nuit du 14 au 15 février, survint une agitation fébrile intense accompagnée d'une soif vive. La malade garda le lit le lendemain ; tisane, lavement, diète, furent toute la thérapeutique mise en usage. La nuit suivante n'ayant pas été meilleure, on prit le parti d'amener l'enfant à l'hôpital. Notons qu'il n'y a pas eu de frisson initial.

Le 17, à la visite du matin, on trouve la malade dans l'état suivant : Facies un peu anxieux, mais pas de stupeur. Pommettes rouges, contrastant par leur coloration avec le reste du visage qui est très-pâle. Depuis trois jours, la tête est pesante et douloureuse. Pas de sommeil ; agitation continuelle pendant la nuit. Langue offrant sur la face dorsale deux bandes blanches longitudinales parallèles ; rouge sur les autres points de son étendue. Bouche amère et très-sèche. Peu ou point d'appétit. Soif vive ; nausées fréquentes après avoir bu : il y a même eu, cette nuit, deux vomissements, phénomène qui s'était déjà produit avant l'entrée. Creux épigastrique sensible à la pression. Ventre douloureux également à la pression, surtout au niveau des fosses iliaques. Point de gargouillement, point de météorisme, point de taches lenticulaires. Aucune garde-robe depuis deux jours. Urines rouges, assez abondantes. Rien du côté du cœur. Pouls à 132. Pas de transpiration ; peau chaude et sèche. La moitié droite du thorax est le siége d'une douleur vive qui a son maximum un peu au-dessous de l'aisselle, et est augmentée par la pression. Toux modérément fréquente, gênée, ainsi que les mouvements respiratoires, par la douleur thoracique. Crachats blanchâtres, non mélangés de sang, difficilement expectorés. 30 respirations par minute. A la percussion, on trouve un peu de matité au sommet droit en arrière. L'auscultation permet de constater dans la fosse sus-épineuse du même côté un peu de souffle, quelques râles crépitants (ceux-ci pendant la toux seulement), et de la bronchophonie. Nul signe physique particulier dans les autres points du thorax. Quant aux forces, elles sont assez déprimées : l'enfant a grand'peine à demeurer sur son séant. Elle se tourmente et s'agite sans cesse. — Gomme sucrée ; potion avec 80 grammes d'eau-de-vie ; 4 bouillons.

Le 18. Facies plus animé qu'hier. La pesanteur et la douleur ont diminué. L'agitation est moindre ; il y a eu du sommeil pendant la nuit. Vomissements après la première et la sixième cuillerée de potion. Urines abondantes. Douleur de côté moins vive. 44 respirations par minute. La matité, le souffle et la bronchophonie ont une netteté plus grande, mais sont toujours circonscrits au même point. Quelques vésicules d'herpès ont paru autour de la bouche. Les forces ne sont pas aussi déprimées qu'hier. Aucun autre changement à noter. — Même prescription.

Le 19. Visage moins coloré. La céphalalgie est presque nulle et la pesanteur de tête a disparu. Nuit marquée à la fois par du sommeil et un peu d'agitation. Dans le courant de la journée deux épistaxis modérément abondantes ont eu lieu. Bouche et langue bien moins sèches. L'appétit renaît, mais la soif est toujours vive. Pas de vomissements. Ventre bien moins douloureux. Pas de garde-robe. Urines jaunes et abondantes. Pouls à 120. Peau plus souple et moins chaude. Sueurs profuses pendant la nuit. Douleur de côté à peine appréciable. Toux moins fréquente. Crachats jaunâtres, peu nombreux, assez facilement expulsés. 28 respirations. Matité moindre. Souffle bien plus doux, mélangé, pendant la toux seulement, de râles crépitants. La faiblesse continue à décroître; actuellement l'enfant se met sur son séant sans difficulté. — Lavement simple. Le reste *ut suprà*.

Le 20. La joue gauche est notablement plus colorée que la joue droite, mais la malade est restée longtemps couchée sur le côté gauche. La céphalalgie n'existe plus. Nuit calme, sommeil sans agitation. Le lavement a donné lieu à une seule garde-robe. Pouls à 108. Peau modérément chaude. Transpiration pendant la nuit. La douleur de côté continue à diminuer. — Même prescription, moins le lavement.

Le 21. Soif moins vive. Pas de garde-robe. Pouls à 96. Pas de transpiration. Plus de douleur de côté. La malade se laisse souvent aller au sommeil, aussi bien le jour que la nuit. Légère épistaxis hier soir. — Même prescription.

Le 22. Nuit excellente; sommeil accompagné de transpiration. Pas de garde-robe. Pouls à 92. 24 respirations. Toux un peu plus fréquente. Crachats jaunâtres, très-aérés. Souffle médiocre mélangé de râles sous-crépitants. — Bouillon, potage. Le reste *ut suprà*.

Le 23. Langue et bouche revenues à l'état normal. Une garde-robe naturelle. Peau souple et sans chaleur exagérée. Légère moiteur persistant jour et nuit. Moins de toux. Souffle très-efface. Râles sous-crépitants perceptibles seulement quand la malade tousse. Les forces se relèvent de plus en plus. — Même prescription.

Le 24. Une garde-robe naturelle. Souffle à peine sensible. Les râles sont très-peu nombreux.

Le 25. Pouls à 68. 20 respirations. Tous les phénomènes morbides plessimétriques et stéthoscopiques ont disparu. L'état des forces est très-satisfaisant. — Potion avec 60 grammes d'eau-de-vie.

Le 26. Une portion. La potion est supprimée.

2 mars. L'enfant se lève pour la première fois. Elle est assez solide sur ses jambes et se promène sans difficulté, quoique avec moins d'assurance qu'en temps ordinaire.

Le 6. Envoyée à la maison de convalescence. État général excellent; toujours un peu d'incertitude dans la marche.

Obs. IV. — *Pneumonie; abcès sous-maxillaire; traitement alcoolique; guérison.* — Infroy (Désirée-Louise), âgée de 3 ans, née à Clichy, y demeurant, entrée à l'hôpital le 21 février 1865 (salle Sainte-Catherine, n° 19).

Fille blonde, grasse, lymphatique, offrant une inflammation chronique de la paupière inférieure droite, et, sous la mâchoire inférieure, deux ganglions suppurés, dont l'un est ouvert.

Prise d'un vomissement, il y a huit jours, cette enfant éprouve depuis lors une céphalalgie intense accompagnée de toux et de constipation.

Le 22 février, à la visite du matin, on la trouve dans l'état suivant : langue saburrale, ventre indolent. Pouls à 120. Peau sèche et assez chaude. Matité, souffle tubaire et bronchophonie dans toute l'étendue du lobe supérieur du poumon droit en arrière. Râles muqueux très-peu nombreux, disséminés dans les deux poumons. Rien du côté du cœur. Les forces ne sont point manifestement déprimées; le visage de la malade n'est nullement anxieux, et paraît même exprimer la bonne humeur. — Gomme sucrée; potion avec 80 grammes d'eau-de-vie; 4 bouillons.

Le 23. Une garde-robe régulière. L'enfant paraît être dans le même état que la veille; elle prend sa potion sans difficulté. — Même prescription.

Le 24. L'abcès sous-maxillaire s'est échauffé; la malade paraît en souffrir beaucoup : moins gaie, quelque peu abattue, elle n'a pourtant présenté ni agitation, ni délire, ni insomnie, ni vomissements. Deux selles diarrhéiques depuis hier. Pouls à 152. 56 respirations par minute. Rien de nouveau du côté de la poitrine, quant aux phénomènes physiques. — Même prescription. On ouvre l'abcès.

Le 25. L'enfant a bien dormi cette nuit, après être restée assoupie dans la journée. La diarrhée a cessé. Le pouls est tombé à 120, les respirations à 52; le souffle a diminué de rudesse. — Même prescription.

Le 26. Langue humide et moins sale. Moins de sécheresse de la peau. Matité et souffle notablement moins intenses. — Même prescription.

Le 27. L'enfant a repris sa gaieté accoutumée. Les sécrétions cutanée, urinaire et intestinale ne paraissent point modifiées. Pouls à 92. Peau sans chaleur exagérée. 40 respirations par minute. Souffle de moins en moins sensible, mêlé aujourd'hui de quelques râles muqueux. — Même prescription.

Le 28. Légère transpiration. Souffle à peine appréciable.

1ᵉʳ mars. Pouls à 80. 32 respirations. L'enfant paraît très-bien aller. On lui donne un peu à manger depuis trois ou quatre jours.

Le 6. 22 respirations. Disparition complète des signes physiques morbides. État général très-satisfaisant. — La potion alcoolique est supprimée.

Le 8. L'enfant est levée, marche facilement et paraît à peu près aussi forte qu'elle pouvait l'être avant de tomber malade.

Le 16. *Exeat.*

Obs. V. — *Pneumonie; traitement alcoolique; guérison.* — Gobart (Eugénie-Marie-Pauline), âgée de 9 ans et demi, née à Paris, demeurant rue de Paris, n° 118, à Boulogne (Seine), entrée à l'hôpital le 23 mars 1865 (salle Sainte-Catherine n° 3).

D'une taille moyenne, d'un embonpoint modéré, d'un tempérament lymphatique, cette fille vit dans de bonnes conditions et n'a jamais eu d'autre maladie que des éruptions impétigineuses, des engorgements ganglionnaires, et, plus tard, la rougeole, à l'âge de 6 ans. Sa mère est bien portante. Son père et ses deux sœurs sont morts phthisiques. Elle était enrhumée depuis un mois environ, quand elle éprouva un refroidissement le 19 mars. Bientôt après, deux ou trois frissons violents se produisirent, et la toux devint plus fréquente. Enfin, après avoir gardé le lit deux ou trois jours, et s'être bornée à boire de la tisane et du lait chaud, la malade fut conduite à l'hôpital.

Le 24 mars, on la trouve dans l'état suivant : Céphalalgie frontale vive. Facies médiocrement coloré. Insomnie. Langue présentant sur la face dorsale deux bandes blanches longitudinales parallèles. Bouche amère et pâteuse. Isthme du gosier rouge. Déglutition un peu douloureuse. Anorexie. Soif vive. Creux épigastrique indolent ainsi que l'abdomen. Défécation et miction régulières. Pas de transpiration. Pouls à 132, d'une force modérée. Peau sèche. Température dans l'aisselle gauche 40°,6. Depuis la veille une douleur vive existe à la partie externe et gauche de la base du thorax. La toux, d'ailleurs peu fréquente, augmente cette douleur. Pas d'hémoptysie. Crachats peu abondants, spumeux et blanchâtres. Dyspnée assez notable. 46 respirations par minute. A la partie moyenne des faces postérieure et externe du poumon gauche, on trouve un peu de matité, une bronchophonie légère, et un souffle bronchique profond, limité en dehors par des râles crépitants. Rien d'anormal du côté du cœur. Les forces paraissent abattues. — Tilleul orange; potion avec 80 grammes d'eau-de-vie; 2 bouillons, 2 potages.

Le 25. La malade a eu hier une épistaxis peu abondante. Elle a mieux dormi cette nuit, mais souffre toujours du mal de tête. Langue moins blanche. Bouche moins pâteuse, mais toujours amère. Un peu d'appétit. Soif toujours vive. Le mal de gorge a disparu. Selles régulières. Rien de nouveau du côté des urines. Peu ou point de transpiration. Pouls à 100. Peau plus souple. Température 39°,3. Douleur de côté moins intense. 32 respirations par minute. L'examen physique de la poitrine ne fournit aucun résultat nouveau. Les forces sont très-manifestement relevées. — Même prescription.

Le 26. La céphalalgie a disparu. Le pouls est à 90, la température à 37°,7. La toux diminue de fréquence, et les crachats, toujours peu abondants, sont maintenant rouillés et visqueux. 26 respirations par minute. Peu ou point de matité. Le souffle et le râle crépitant qui le remplace en partie ne sont plus perceptibles que orsque la malade tousse. La douleur de côté a disparu. Les forces continuent à se relever. — Même prescription.

Le 27. Nuit excellente. L'aspect de la langue est à peu près normal. La bouche est humide, presque sans amertume. Appétit. Encore de la soif. Selles régulières. Pouls à 80. Peau souple. Température 37º,2. Peu ou point de crachats. Plus de matité, plus de souffle, quelques râles crépitants perceptibles seulement pendant la toux. — Même prescription.

Le 28 Pouls à 68. 22 respirations par minute. — Une portion ; le reste *ut suprà*.

Le 29. Peu ou point de toux. Les râles crépitants ont presque entièrement disparu.

1er avril. En faisant tousser la malade, on peut entendre quelques râles muqueux dans le point qui a été le siége de la pneumonie ; en outre, la respiration est un peu sèche au même niveau.

Le 2. La potion alcoolique est supprimée.

Le 3. L'enfant continue à bien aller. Elle est restée levée, hier, pendant près de cinq heures, et a pu marcher sans beaucoup de peine.

Le 10. *Exeat*.

OBS. VI. — *Pneumonie ; traitement alcoolique ; guérison.* — Leroy (Berthe), âgée de 14 ans, demeurant boulevard des Invalides, nº 4, née à Nogent l'Artaud (Marne), entrée à l'hôpital le 23 mars 1865 (salle Sainte-Catherine, nº 4).

D'une taille moyenne, d'un embonpoint médiocre, non encore réglée, généralement bien portante, cette fille n'a point eu de gourme dans sa première enfance, mais elle est très-sujette à la tuméfaction des ganglions sous-maxillaires. Nulle maladie héréditaire dans sa famille. A 5 ans, elle a eu la scarlatine. Entrée dans nos salles, il y a six semaines, pour une douleur dans le côté droit de la poitrine coïncidant avec de la fièvre et un peu d'embarras gastrique, elle a pris successivement deux vomitifs, et a été envoyée au bout d'une semaine à la maison de convalescence d'où elle arrive actuellement.

Il y a six jours, la malade, ayant souffert d'un froid aux pieds prolongé, fut prise d'un frisson violent accompagné de claquements de dents. Bientôt survint de la toux accompagnée d'un sentiment de courbature. La malade prit aussitôt le lit, souffrant de la fièvre, de l'insomnie, du mal de tête, et fut mise simplement à l'usage de la tisane et du lait sucré.

Le 23. A la visite du matin, on la trouve dans l'état suivant : Céphalalgie frontale intense. Joues rouges, celle du côté gauche dans une étendue plus grande que celle du côté droit. Langue humide, rouge à la pointe, blanche dans le reste de son étendue. Bouche amère et pâteuse. Anorexie. Soif vive. Quelques vomissements de bile ont eu lieu hier, mais ne se sont pas reproduits depuis. Creux épigastrique un peu douloureux à la pression. Un peu de diarrhée (trois selles par jour, en moyenne). Urines colorées en jaune foncé, abondantes comme à l'ordinaire. Le cœur paraît normal; pourtant la malade ressent des palpitations depuis le début de sa maladie. Pouls à 140. Peau sèche. Température dans l'aisselle droite 41°,4. Une douleur assez vive, augmentant à la pression et dans les efforts de toux, siége à la partie postérieure et externe du côté gauche du thorax entre le tiers inférieur et les deux tiers supérieurs de cette région. Toux très-fréquente. Crachats rouillés; hier et avant-hier, les matières expectorées contenaient du sang pur. Dyspnée notable. 60 respirations par minute. Matité, souffle bronchique intense et bronchophonie dans le tiers moyen du poumon gauche en arrière; ce souffle est limité à sa partie supérieure par quelques râles crépitants. Forces déprimées; lorsqu'on a apporté la malade, il lui a été impossible de se tenir debout. — Gomme sucrée; potion avec 80 grammes d'eau-de-vie; 4 bouillons.

Le 24. Une épistaxis a eu lieu ce matin. Les palpitations ont disparu. Pouls à 130. Transpiration assez abondante hier soir et dans la nuit. Température 40°,7. Le râle crépitant a paru en dehors et à gauche du souffle; quelques râles muqueux existent à la base des deux poumons. Aucun autre changement à noter. La malade prend sa potion avec plaisir. — Même prescription.

Le 25. Peu de céphalalgie. Pas de nouvelle épistaxis. L'appétit commence à renaître. Pouls à 104. Sueurs assez abondantes pendant la nuit et la matinée. Température 38°,8. Douleur de côté moins vive. Crachats moins rouillés, contenant un peu de sang pur. 44 respirations par minute. Souffle moins intense et accompagné de quelques râles muqueux. — Même prescription.

Le 26. La céphalalgie a disparu. La bouche est humide et moins pâteuse; la langue a presque son aspect normal. La douleur épigastrique a disparu. Toujours un peu de diarrhée (2 ou 3 selles par jour). Pouls à 88. Transpiration abondante cette nuit. Température 37°,1. Les crachats ne sont plus rouillés; ils sont peu adhérents et contiennent un peu de sang pur qui paraît provenir des fosses nasales. 36 respirations par minute. Le souffle est mieux circonscrit et continue à décroître en intensité. — Même prescription.

Le 27. La malade a bien dormi cette nuit. Elle a de l'appétit, mais sa soif est toujours aussi vive. La langue et la bouche ont repris leur aspect normal. La diarrhée reste la même; la transpiration n'a pas varié non plus. Pouls à 60. Température, 36°,6. 32 respirations par minute. Les râles ont disparu; le souffle est devenu très-doux. — Bouillon et potage ; le reste *ut suprà*.

Le 28. Plus de diarrhée. La douleur de côté est peu sensible et n'existe plus que pendant la toux. Encore une très-petite quantité de sang dans les crachats. Le souffle est à peine perceptible. — Une portion.

Le 29. Plus de souffle. Peu ou point de râles crépitants. Respiration encore un peu rude; légère matité. L'état général est très-satisfaisant.

Le 31. Plus de crachats. A peine un peu de toux dans la matinée.

1er avril. La potion est supprimée.

Le 3. Les phénomènes plessimétriques et stéthoscopiques ont entièrement disparu. La malade, que l'on peut regarder maintenant comme entièrement guérie, est restée hors du lit de onze heures et demie à quatre heures. Elle a pu marcher sans trop de peine et s'est sentie assez forte sur les jambes.

Le 5. Retourne à la maison de convalescence.

Obs. VII. — *Pneumonie ; traitement alcoolique; guérison.* — Vandeponcelle (Émilie), âgée de 6 ans et demi, demeurant rue de l'Orillon, n° 8, née à Paris, entrée à l'hôpital le 5 mai 1865 (salle Sainte-Catherine, n° 56).

Taille moyenne, extérieur chétif, intelligence très-développée. Mère morte phthisique; père bien portant; deux sœurs également bien portantes. Jamais de gourme ni d'engorgement ganglionnaire: jamais de maladie ni d'indisposition d'aucune sorte,

sauf une toux habituelle qui remonte à une époque assez éloignée. Vit dans de bonnes conditions hygiéniques.

Cette enfant fut prise, il y a quinze jours, de malaise et de
fièvre. La toux augmenta, mais il n'y eut ni frisson ni hémoptysie. La malade se borna d'abord à garder le lit sans faire aucun traitement actif; puis, son état paraissant s'aggraver, on prit
le parti de l'amener à l'hôpital.

A son entrée, elle présente les phénomènes suivants : un peu
de stupeur; quelques bourdonnements d'oreille; pas de céphalalgie ni de délire; pas d'éblouissement; pas d'épistaxis. Nuits sans
sommeil. Visage coloré; bien qu'il n'y ait point eu récemment
décubitus sur le côté gauche, la joue de ce côté est rouge dans
une plus grande étendue que celle du côté droit. Quelques vésicules d'herpès aux lèvres. Langue blanche, très-saburrale; bouche pâteuse; anorexie; selles régulières, malgré une légère
tendance à la constipation. Urines peu abondantes. Rien d'a-
normal du côté du cœur. Pouls à 136, assez plein. Peau aride,
Température dans l'aisselle gauche 40°. Toux sèche, pas de crachats; 36 respirations par minute. Douleur à la partie externe et
moyenne du thorax à droite, augmentant à la pression et dans
les efforts de toux. Matité dans les deux tiers inférieurs du
poumon droit, en arrière. Souffle tubaire au même niveau,
particulièrement intense à la base. Bronchophonie; point de
râles. Prostration assez marquée. — Gomme sucrée; potion
avec 80 grammes d'eau-de-vie; 4 bouillons.

6 mai. La stupeur et les bourdonnements d'oreille ont disparu. La joue gauche est beaucoup plus colorée que la joue
droite. Pas de selles depuis hier. Pouls à 144 ; température 40°,6.
Un peu de transpiration pendant la nuit. La douleur de côté
n'existe plus. Le souffle est moins sec et s'accompagne de râles
crépitants de retour dans les points les plus déclives, voire même
dans toute son étendue pendant les efforts de toux. Prostration
moindre. — Même prescription.

Le 7. L'après-midi et la nuit ont été très-agitées. Il y a eu du
délire. La face est pâle, la langue blanche, peu humide il y a eu
une garde-robe normale. Hier soir, légère transpiration; ce
matin, peau très-sèche, Pouls à 128. Température 40°,4. 68 respirations par minute. Toux assez fréquente. L'examen de la poitrine montre que le souffle a disparu à l'extrême base du pou-

mon droit, point où l'on ne trouve plus que des râles sous-crépitants ; mais toute la partie sus-jacente du même organe, jusqu'au
sommet, est le siége d'une matité et d'un souffle tubaire très-
prononcés. Abattement manifeste. La malade prend sa potion
sans difficulté. — Potion avec 100 grammes d'eau-de-vie ; le reste
ut suprà.

Le 8. Après-midi plus calme. Nuit encore agitée, mais sans délire. Langue beaucoup plus humide qu'hier ; soif assez vive ; une
garde-robe liquide. Pouls à 112. Température 39°,2. Peau plus
souple et moins sèche. Il y a eu hier soir une transpiration assez
sensible. 60 respirations par minute. La toux est plus grasse ; le
souffle a diminué à la partie moyenne ; il reste le même au sommet. Quelques râles muqueux disséminés dans les deux poumons. — Même prescription.

Le 9. Après-midi tranquille, nuit bien meilleure. Un peu de
sommeil. Point de délire. La langue a repris son aspect normal ; il
y a de l'appétit ; la soif persiste ; deux selles non diarrhéiques.
Transpiration abondante le jour et la nuit. Aucun changement à
noter du côté des urines. Même état du pouls. Température 38°,3.
40 respirations par minute. Matité bien moindre. Le souffle a
fait place à une respiration rude, mélangée de râles crépitants.
Ceux-ci ne sont perceptibles que pendant la toux, et dans les deux
tiers supérieurs du poumon droit, particulièrement dans le tiers
supérieur. Les râles muqueux ont disparu. — Même prescription.

Le 10. L'amélioration fait des progrès. Il n'y a plus de soif,
bien qu'il y ait eu cette nuit une transpiration abondante. Pouls à
116. Température 38°,7. 36 respirations par minute. — 2 bouillons, 2 potages ; le reste *ut suprà.*

Le 11. Transpiration abondante et presque continuelle. Une
garde-robe régulière. Température 39°,6. Les râles ont presque
entièrement disparu. — Même prescription.

Le 12. La transpiration a continué ; elle a été très-abondante
cette nuit. Pourtant, ce matin, la peau est sèche et brûlante, le
pouls à 120, la température à 40°,2, et il y a 50 respirations par
minute. Malgré l'examen le plus attentif, on ne trouve rien de
nouveau ni dans les poumons ni ailleurs. — Même prescription.

Le 13. Langue blanchâtre, humide. Depuis deux jours la malade n'est pas allée à la selle. Abondante transpiration pendant
la nuit. Pouls à 100, température 39°. 32 respirations par mi-

nute. — Potion avec 80 grammes d'eau-de-vie; le reste *ut suprà*.

Le 14. Appétit développé. Température 38°. Le sommet droit reste un peu mat, et la respiration y conserve une légère rudesse. — Lavement; une portion; le reste *ut supra*.

Le 15. La malade se sent assez bien; elle est allée à la garderobe. Pouls à 96; température 37°,7. Transpiration moins abondante. — Même prescription.

Le 17. 24 respirations par minute. Peu de toux. Température 37°,9. — L'eau-de-vie est supprimée.

Le 18. Pouls à 88. Température 37°,7. Peu de transpiration. Langue excellente. Selles régulières. La malade s'est levée hier pour la première fois; elle s'est sentie relativement solide sur ses jambes, et a pu marcher sans tituber notablement.

Le 21. La transpiration a cessé. La malade se sent tout à fait bien. Le sommet du poumon droit est toujours un peu mat, et l'expiration y est légèrement sèche et prolongée. — *Exeat*.

Obs. VIII. — *Pneumonie; traitement alcoolique; amélioration. Rechute; émétique; mort.* — Legrand (Marie-Hyacinthe), âgée de 13 ans et demi, ouvrière en soie, demeurant rue de la Glacière, n° 20, née à Paris, entrée à l'hôpital le 5 mai 1865 (salle Sainte-Catherine, n° 2).

Très-développée, douée d'un assez fort embonpoint, cette fille, malgré l'état fatigant qu'elle exerce, jouit ordinairement d'une bonne santé. Les conditions hygiéniques dans lesquelles elle vit sont satisfaisantes. Fréquemment atteinte, dans sa première enfance, d'éruptions impétigineuses au visage et au cuir chevelu, elle a eu, à la même époque, la rougeole et la fièvre typhoïde. Sa mère est bien portante; son père est mort, aliéné, à l'âge de 25 ans. Elle n'a ni frères ni sœurs. La menstruation s'est établie, il y a un an, et n'a d'abord présenté aucune irrégularité; mais, depuis deux mois, les règles n'ont point reparu. D'ailleurs, nul autre signe de chloro-anémie; les muqueuses sont colorées; il n'y a ni palpitations de cœur ni brièveté de l'haleine, ni étourdissements, ni flueurs blanches, ni souffle dans les vaisseaux.

Le 2 mai, dans la nuit, survinrent, sans cause connue, des vomissements alimentaires et une épistaxis abondante. En même temps, et les jours suivants, des horripilations plutôt que des frissons véritables se produisirent. Une douleur au creux épigastrique, de la toux et de l'expectoration se joignirent bientôt à ces phénomènes, et la malade, perdant ses forces de plus en plus, finit par entrer à l'hôpital avant d'avoir subi aucun traitement.

Le 6. On la trouve dans l'état suivant: céphalalgie, pesanteur de tête, étourdissements, bourdonnements d'oreille. Peu de sommeil; pas de délire; facies congestionné. Quelques vésicules d'herpès à la lèvre supérieure. Langue blanche. Bouche amère et pâteuse, appétit nul, soif vive. Les selles sont régulières; les urines sont épaisses et d'un jaune tirant sur le brun. Le ventre est indolent. Pas de douleur de côté. Pouls à 112, assez plein. Température dans l'aisselle droite 39°. Légère transpiration pendant la nuit. 46 respirations par minute. Toux fréquente. Point d'expectoration. Matité dans les trois quarts inférieurs du poumon droit en arrière. Souffle bronchique, râles crépitants trèssecs et bronchophonie au même niveau. Le souffle est si bruyant qu'il retentit du côté droit et pourrait ainsi faire commettre une erreur sur son véritable siége; mais un examen attentif ne révèle dans le poumon droit que des râles muqueux disséminés. La malade est médiocrement abattue. — Gomme sucrée; potion avec 80 grammes d'eau-de-vie; 4 bouillons.

Le 7. La nuit a été assez bonne. La céphalalgie a disparu. Il n'y a point eu de garde-robe. Pouls à 120. Température 39°,3. Le souffle est beaucoup moins intense, et s'accompagne de râles sous-crépitants assez nombreux. Les autres phénomènes n'ont pas changé. La malade prend sa potion avec plaisir.—Même prescription.

Le 8. Nuit calme. Sommeil excellent. L'appétit commence à naître. La langue est meilleure; la bouche encore pâteuse, mais sans amertume. Toujours de la soif. Pas de garde-robe. Peau souple et moite. Pouls et température sans changement. 38 respirations par minute. Moins de toux. Le souffle ne s'est pas modifié depuis hier, mais les râles sont bien moins abondants.—Deux bouillons et deux potages; le reste ut suprà.

Le 9. L'appétit se développe, la soif diminue, la bouche a cessé d'être pâteuse; les urines sont moins foncées, mais leur abondance ne paraît pas plus grande. Il n'y a pas eu de garde-robe. Le pouls est actuellement à 112. Les autres symptômes n'ont pas varié. —Même prescription.

Le 10. L'aspect de la langue est presque normal. Température

39°. L'état des forces est très-satisfaisant. — Lavement simple ; une portion. Le reste *ut suprà*.

Le 11. Bien qu'il reste encore un peu de souffle et de matité, que les râles sous-crépitants et muqueux n'aient pas entièrement disparu non plus que la fréquence de la respiration et du pouls, l'état général est bon, l'appétit se soutient et le sommeil est régulier. Température 39°,7. Pas de garde-robe. — Même prescription.

Le 13. Peu de sommeil. Epistaxis modérée. Langue légèrement blanche. Il y a eu quelques douleurs abdominales suivies de deux selles non diarrhéiques; actuellement, le ventre est indolent. L'appétit subsiste, la soif est peu vive, mais le pouls est à 118, la température à 40°,3, la peau sèche, et des horripilations se produisent de temps en temps. La toux est fréquente et détermine parfois des nausées. Crachats blanchâtres et peu abondants. 46 respirations par minute. Matité, souffle tubaire très-sec et bronchophonie dans les trois quarts inférieurs du poumon droit en arrière. Quelques râles crépitants dans le quart supérieur. Rien d'anormal du côté du poumon gauche ou du côté du cœur. Les forces paraissent notablement déprimées. — Gomme sucrée; julep diacodé; quatre bouillons; vésicatoire au niveau du point malade. La potion alcoolique est supprimée.

Le 14. Après-midi agitée. Nuit plus agitée encore. Un peu de céphalalgie. Pas de délire. Langue saburrale. Bouche amère et pâteuse. Anorexie; soif vive; nausées continuelles. La malade a vomi deux fois, ce matin, après avoir bu de la tisane. Selles régulières. Pouls à 132. Température 40°,6. La pommette du côté droit est d'un rouge plus vif que l'autre. Rien de nouveau du côté de la poitrine. — Gomme sucrée; julep diacodé avec 30 centigrammes d'émétique; quatre bouillons.

Le 15. La malade a vomi abondamment à chaque cuillerée de potion, les deux dernières exceptées. Elle a eu, en outre, quatre selles diarrhéiques accompagnées de coliques. Beaucoup d'agitation pendant la nuit. Langue un peu moins sale. Bouche toujours amère et pâteuse. Un peu de transpiration à la suite des vomissements. Peau actuellement chaude et sèche. Température 41° Pouls à 136. 50 respirations par minute. La coloration de la joue droite semble de plus en plus vive, bien que le décubitus ait lieu habituellement sur le côté gauche. D'ailleurs, rien de nouveau à noter, sauf une grande prostration. — Gomme sucrée ; julep dia-codé ; quatre bouillons.

Le 16. Après-midi assez calme. Nuit agitée. Un érysipèle s'est développé sur le nez et la partie interne des joues. Les pommettes ont pâli et leur coloration a cessé d'être inégale. Pas de céphalalgie, pas de délire. Langue sale et sèche. Nausées et vomissements spontanés fréquents. La diarrhée persiste. L'urine ne contient ni albumine ni sucre. Pouls toujours à 136. Température 40°,6. 60 respirations par minute. La matité, le souffle et la bronchophonie s'étendent maintenant dans toute la hauteur du poumon droit en arrière. La matité est surtout manifeste à la base, et la main appliquée au même niveau ne perçoit point de vibration lorsque la malade parle. Râles muqueux disséminés dans les deux poumons. Faiblesse croissante. — Gomme sucrée; potion avec 20 grammes de sirop de morphine et 30 centigrammes de tartre stibié ; 4 bouillons. Panser les parties érysipélateuses avec la pommade à l'oxyde de zinc, et les recouvrir de compresses d'eau de sureau.

Le 17. Après-midi et nuit très-agitées; sommeil nul ou troublé par des rêvasseries. Les cinq premières cuillerées de potion ont été vomies presque aussitôt ; il en a été de même de la dernière ; les autres ont été gardées. La diarrhée a disparu, mais les matières fécales sont expulsées involontairement. L'émission des urines est également involontaire. Les nausées sont continuelles. Le bouillon est immédiatement vomi. Pouls à 154. Peau couverte d'une légère moiteur. L'érysipèle s'est un peu étendu sur les joues et sur la lèvre supérieure; la plaque érysipélateuse, relativement pâle à sa partie moyenne, n'est manifestement colorée que sur les bords. Le dos du nez et le sillon naso-labial présentent quelques traces de desquamation. La prostration est extrême, la voix traînante, plaintive et peu intelligible. Paupières demi-closes; œil renversé en haut. Les autres phénomènes subsistent sans modification. — Gomme sucrée ; potion avec 30 grammes de sirop de morphine; quatre bouillons. Le tartre stibié est supprimé.

Dans l'après-midi, la situation empire de plus en plus. Un nouveau vomissement a lieu. La diarrhée reparaît, et les selles ainsi que les urines continuent à être expulsées involontairement. Les forces sont plus épuisées que jamais; la face se couvre de sueur et prend l'aspect hippocratique. Les ongles deviennent bleus, la respiration inégale et stertoreuse, la parole tout à fait inintelligible. Le pouls atteint 164. Enfin la malade succombe à neuf heures du soir.

A l'*autopsie,* on trouve dans la plèvre droite une légère effusion séro-sanguinolente. Quelques fausses membranes recouvrent la surface externe du poumon correspondant. Celui-ci est pâle et comme jaunâtre ; la consistance en est très-molle. Dans toute sa hauteur et dans les deux tiers de son épaisseur, il présente l'hépatisation grise la mieux caractérisée. Les divers éléments de son tissu sont méconnaissables, et il est impossible de les distinguer, à l'œil nu, les uns des autres. Le poumon gauche est seulement un peu congestionné à sa partie inférieure et postérieure. Les valvules cardiaques et les gros vaisseaux n'offrent rien de particulier sauf une certaine rougeur qui paraît due à l'imbibition cadavérique. Les autres organes ne sont le siége d'aucune altération évidente.

Obs. IX. — *Bronchite capillaire survenant dans le cours d'une coqueluche ; traitement alcoolique ; mort.* — Marcq (Léontine), âgée de 4 ans, demeurant rue de Paris, n° 18, à Boulogne (Seine), où elle est née, entrée à l'hôpital le 2 janvier 1865 (salle Sainte-Catherine, n° 26).

Forte et bien constituée, cette enfant était atteinte de coqueluche depuis une quinzaine de jours au moment de son entrée dans le service. Chaque quinte était suivie de l'expulsion d'abondants crachats de bronchite.

Elle fut d'abord traitée par un sirop d'arnica et de belladone dont l'emploi, continué pendant deux semaines, n'amena aucun résultat avantageux. Le 22 janvier, on prescrivit du valérianate de zinc en pilules à la dose de 5 centigrammes; cette dose fut augmentée progressivement et atteignit bientôt 20 centigrammes. Le 31, le valérianate de zinc fut abandonné pour le sulfate d'atropine en potion. Ces médications diverses étaient accompagnées de l'emploi fréquent des vomitifs spécialement dirigés contre la complication bronchique. Le mal, néanmoins, faisait des progrès, et bientôt l'enfant eut jusqu'à vingt quintes en vingt-quatre heures, chaque quinte présentant jusqu'à vingt-cinq et trente reprises.

Vers le 29 janvier, des signes de bronchite capillaire parurent dans les deux poumons ; de la diarrhée se manifesta, et, pendant deux nuits, l'enfant eut un délire très-prononcé, accompagné de fièvre violente et de soif inextinguible. En même temps. les quintes diminuaient rapidement de fréquence et tombaient à trois ou quatre seulement dans les vingt-quatre heures.

Le 2 février, la malade présente les phénomènes suivants : Amaigrissement extrême ; la peau des bras et des jambes est flasque et comme ridée. Physionomie très-abattue ; œil morne joues et lèvres cyanosées. Langue blanche à la partie moyenne, rouge à la pointe et sur les bords, encore assez humide. Peu ou point d'appétit. Soif vive. Ventre à peu près indolent à la pression, et sans douleurs spontanées. Urines normales. Pouls à 152. Peau chaude, sèche ; les quintes, actuellement très-peu nombreuses, déterminent une légère transpiration à la face. 64 respirations par minute. Poitrine sonore à la percussion. Râles sous-crépitants dans toute l'étendue des deux poumons, nombreux surtout à la base de ces organes. Respiration légèrement soufflante à la partie moyenne et postéro-externe du poumon gauche. Rien du côté du cœur. — Gomme sucrée ; potion avec 45 grammes d'eau-de-vie ; lait.

Le 3. Sommeil passable ; selles toujours régulières. Pouls à 136. Pas de transpiration ; 44 respirations par minute ; pas de crachats. La toux a perdu entièrement le caractère quinteux et sifflant. Le souffle noté hier à la partie moyenne du poumon gauche s'est transporté à la base du même poumon. Les autres symptômes n'ont pas varié. — Gomme sucrée ; 1 gramme de poudre d'ipécacuanha dans 30 grammes de sirop d'ipécacuanha ; potion avec 80 grammes d'eau-de-vie.

Le 4. Physionomie meilleure ; cyanose moindre ; langue humide. La malade a bien vomi ; elle a eu, en outre, trois selles diarrhéiques. Pouls à 128. Peau toujours sèche, peut-être un peu moins chaude. 36 respirations par minute. Peu de changement dans les signes physiques fournis par les poumons ; les râles sont seulement un peu moins fins. Quant aux forces, elles sont manifestement relevées ; l'enfant peut se tenir aisément sur son séant, et affectionne même cette attitude. Elle prend sa potion sans difficulté. — Lavement avec une cuillerée à café d'amidon et 4 gouttes de laudanum. Le reste *ut supra*.

Le 5. Peu de diarrhée. 34 respirations: Peu ou point de souffle. Rien de nouveau d'ailleurs. — Même prescription.

Dans l'après-midi, les poumons s'engouent derechef et de plus en plus ; l'asphyxie augmente, l'enfant baisse graduellement et succombe le 6, à huit heures du matin, sans avoir eu ni quintes, ni convulsions, ni accès de suffocation.

A l'*autopsie* pratiquée le 7 dans la matinée, on trouve à la surface des deux poumons de nombreux îlots emphysémateux, d'une teinte blanchâtre qui contraste avec celle du tissu pulmonaire ambiant, et formés, en apparence, par une multitude de bulles d'air extrêmement fines et serrées les unes contre les autres. Quelques dépôts plastiques unissent entre eux les lobes de chaque poumon. La partie postérieure de ces deux organes est congestionnée ; il en est de même de la base gauche du poumon ; mais nulle part on ne trouve d'hépatisation véritable. Les petites bronches sont gorgées de pus ; les grosses bronches sont remplies de mucosités purulentes. Rien du côté du larynx et de la trachée. A l'exception du foie, qui semble un peu congestionné, les autres organes n'offrent aucune altération bien manifeste.

Obs. X. — *Coqueluche ; tuberculisation pulmonaire ; traitement alcoolique ; mort.* — Bruno (Marie), âgée de 8 ans, demeurant à Paris, impasse des Vignes, n° 3, née à Montarnom, entrée à l'hôpital le 6 mars 1865 (salle Sainte-Catherine, n° 1).

Assez bien constituée en apparence, quoique un peu lymphatique, cette enfant est atteinte de coqueluche depuis trois semaines. Jusqu'alors, elle n'avait jamais cessé d'être bien portante. Les renseignements relatifs à l'hérédité et aux conditions hygiéniques habituelles font défaut.

A son entrée, la malade présente quelques signes de bronchite qui donnent lieu à l'emploi d'un vomitif. Cette complication écartée, on commence l'administration quotidienne de 20 gr. de sirop de belladone dans 100 gr. d'infusion de café noir. Ce traitement n'empêchant pas les quintes d'augmenter de fréquence, on le remplace, le 16 mars, par la prescription du bromure de potassium, à la dose de 40 centigrammes. Les jours suivants, cette substance est prescrite à la dose de 75 centigrammes. Malgré cette médication, les phénomènes morbides semblaient plutôt s'aggraver que fléchir ; on eut alors l'idée de recourir à l'alcool, et la malade commença, en effet, à en prendre à partir du 20 mars. A cette date, elle était dans l'état suivant : Peu de sommeil; langue normale; anorexie depuis cinq ou six jours; selles régulières. Pouls à 120; température dans l'aisselle gauche 39°. Il n'y a ni transpiration, ni sécheresse exagérée de la peau. Pas de dyspnée. Rien d'anormal à la percussion de la poitrine. L'auscultation ne révèle que quelques râles ronflants disséminés çà et là. Le nombre des quintes est d'environ vingt-deux en vingt-quatre heures; chaque quinte offre de six à huit reprises. Les forces sont assez déprimées et un certain degré d'amaigrissement s'est produit.— Gomme sucrée, café avec extrait de quinquina; potion avec 80 grammes d'eau-de-vie; 1 portion. Le soir, le pouls est à 192.

Le 21. Urines un peu plus abondantes que les jours précédents. La malade prend volontiers sa potion. Rien de plus à noter : même pouls qu'hier matin, même température, etc. — Le soir, pouls à 116.

Le 22. Seize quintes seulement; même nombre de reprises; sommeil un peu meilleur. Pouls à 132, température 40°,1. — Le soir, pouls à 116.

Le 23. Pouls à 132. Légère transpiration pendant la nuit. Température 40°,2.

Le 24. Dix-sept quintes. Pouls à 140; température 40°,1. Abattement notable. 60 respirations par minute. — Le soir, pouls à 124.

Le 25. Seize quintes (neuf le jour, sept la nuit). Pouls à 140; température 39°,65; 60 respirations. En examinant avec soin les organes thoraciques, on trouve, au sommet du poumon droit, de la matité, de l'expiration prolongée et quelques craquements secs. L'enfant maigrit de plus en plus. Les selles sont régulières. Il n'y a pas de transpiration nocturne exagérée. — Même prescription.) — Le soir, pouls à 128.

Le 26. Vingt-sept quintes (seize le jour, onze la nuit). Pouls à 128; température 38°,7; même nombre de respirations.

Le 27. Vingt quintes (seize le jour, quatre la nuit). Pouls à 128; température 40°,6. Un peu de sommeil. On change l'enfant de lit.

Le 28. Seize quintes (huit le jour, huit la nuit). Pouls à 120; température 38°,7; 52 respirations.

Le 29. Onze quintes. Pouls à 108; température 37°,6; 38 respirations.

Le 30. Dix-huit quintes. Ponls à 128 ; température 37°,3 ; 40 respirations.

Le 31. Quinze quintes. Pouls à 140 ; température 40°,4. Abattement extrème. Maigreur de plus en plus prononcée.

1ᵉʳ avril. Onze quintes (neuf le jour, deux la nuit). Sommeil relativement passable. Pouls à 120 ; température 38°,1 ;   44 respirations. Visage très-pâle.

Le 2. Neuf quintes, dont une seule pendant la nuit. Sommeil assez bon. Pouls à 124 ; température 39°,2 ; 50 respirations.

Le 3. Douze quintes, dont trois la nuit. Pouls à 120 ; température 39°,7 ; 56 respirations.

Le 4. Douze quintes, dont six la nuit. Pouls à 136 ; température 39°,9 ; 44 respirations.

Le 5. Neuf quintes, dont deux la nuit. L'enfant a reposé d'une manière satisfaisante. Pouls à 114 ; température 39°,6 ; 42 respirations.

Le 6. Huit quintes, dont trois la nuit. L'appétit semble renaître un peu. Même état du pouls, même température.

Le 7. Sept quintes, dont deux la nuit.

Le 8. Onze quintes, dont trois la nuit. Pouls à 136. Légère moiteur de la peau. Température 40°,7 ; 60 respirations. Râles ronflants des deux côtés de la poitrine ; râles sous-crépitants à la base des deux poumons. Au sommet droit, respiration rude et persistance des autres signes déjà indiqués. Ces mêmes signes existent au sommet gauche, mais à un degré moindre.

Le 9. Dix quintes, dont trois la nuit. Pouls à 152 ; température, 40°,8 ; 52 respirations.

Le 10. Quatorze quintes, dont six la nuit. Pouls à 132 ; température 39°,7 ; 46 respirations.

Le 11. Dix quintes, dont trois la nuit. Pouls à 146 ; température 40° ; 72 respirations.

Le 12. Cinq quintes, dont deux la nuit. Le nombre des reprises a été moins considérable. La toux ne présente plus constamment le caractère quinteux. Sommeil satisfaisant. Pouls à 122 ; température 39°,8 ; 66 respirations. Abattement moindre.

Le 13. Six quintes, dont deux la nuit. Pouls à 124 ; température 40°,1 ; 52 respirations.

Le 14. Huit quintes, dont trois la nuit

Le 15. Sept quintes, dont deux la nuit. La faiblesse et l'amaigrissement font sans cesse des progrès. Matité et respiration rude très-prononcées aux deux sommets. Craquements humides au sommet droit. Pas de diarrhée, pas de sueurs nocturnes.

Le 16. Six quintes, dont deux la nuit. Pouls à 156. Peau sèche. Température 41°,1; 54 respirations.

Le 17. Trois quintes, dont une la nuit.

Le 18. *Idem*.

Le 19. Quatre quintes, dont une la nuit. Depuis quelques jours, on a remarqué une diminution dans le nombre des reprises de chaque quinte; tout au plus y en a-t-il maintenant deux ou trois. Pouls à 120; température 38°,5; 56 respirations.

Le 20. Deux quintes seulement, dont une la nuit. Pouls à 128; température 40°,3; 50 respirations.

Le 21. Trois quintes, dont une la nuit.

Le 22. Six quintes, dont trois la nuit. Ces quintes ont été plus fortes que les jours précédents. L'enfant crache beaucoup. Les matières expectorées n'offrent point de caractère bien net. Râles muqueux et sous-crépitants dans toute l'étendue des deux poumons. Pouls à 136; température 39°,4; 48 respirations.

Le 23. Trois quintes, dont une la nuit. L'état de la poitrine est toujours le même. Pouls à 120. Légère moiteur de la peau. Température 38°; 48 respirations.

Le 24. Trois quintes, dont une la nuit. Râle caverneux au sommet droit. Pouls à 144; température 40°,4; 54 respirations. Pas de sueurs nocturnes, pas de diarrhée.

Le 25. Six quintes, dont trois la nuit. Pouls à 132; température 38°,4; 46 respirations.

Le 26. Trois quintes, dont une la nuit. Pouls à 136; température 39°,2; 44 respirations.

Le 27. Trois quintes, dont une la nuit.

Le 28. Six quintes, dont deux la nuit. Craquements humides au sommet gauche.

Le 30. Trois quintes, dont une la nuit. La malade est arrivée à un degré excessif d'émaciation.

4 mai. Les quintes sont redevenues un peu plus fréquentes. On en compte parfois jusqu'à huit dans les vingt-quatre heures.

Le 10. Une hémoptysie abondante se déclare. — La potion alcoolique est supprimée et remplacée par une potion avec 12 gouttes de perchlorure de fer, 10 centigrammes d'opium en

10 pilules; boissons froides; ligatures à la racine des quatre membres. L'hémoptysie cesse, mais bientôt une double épistaxis lui succède et ne s'arrête que difficilement. La malade semble complétement à bout de forces. — Potion cordiale. — A dix heures et demie du soir, l'enfant succombe sans avoir eu de nouvelle hémorrhagie.

A l'*autopsie*, on trouve au sommet du poumon droit une caverne du volume d'un œuf, à parois très-minces. Tubercules nombreux dans toute l'étendue du poumon droit, ramollis autour de la caverne, crus dans tous les autres points. Le poumon gauche présente les mêmes lésions, mais à un degré moins prononcé : les tubercules y sont moins nombreux que dans le poumon droit, et le sommet ne présente qu'une très-petite caverne. Les ganglions bronchiques et ceux qui avoisinent les derniers anneaux de la trachée sont très-volumineux. A droite, ils forment par leur agglomération une masse unique contenant de vastes dépôts tuberculeux. A gauche, ils sont isolés les uns des autres, quoique très-développés, et ne paraissent pas renfermer de matière tuberculeuse. Les deux feuillets de chaque plèvre sont adhérents dans une grande partie de leur étendue. Les adhérences sont surtout épaisses et solides dans les culs-de-sac supérieurs. Léger dépôt plastique sur la face antérieure du cœur. Foie gras. Rien de particulier du côté des autres organes.

Obs. XI. — *Tubercules pulmonaires; gangrène des poumons; traitement alcoolique; mort.*—Destray (Malvina), âgée de 10 ans et demi, demeurant rue du Faubourg-Saint-Jacques, n° 11, née à Paris, entrée à l'hôpital le 24 mars 1865 (salle Sainte-Catherine, n° 49).

Maigre et assez grande, cette enfant ne peut donner de renseignements sur ses antécédents. Sale et couverte de poux au moment de son admission, elle paraît avoir vécu, à tous égards, dans de détestables conditions hygiéniques, notamment au point de vue de la nourriture.

Il y a longtemps qu'elle tousse, mais, vers le 20 mars, elle s'est sentie plus mal et a dû prendre le lit.

Le 28 du même mois, on la trouve dans l'état suivant : Physionomie abattue; céphalalgie; pupilles normales; langue blanche au milieu; bouche amère et pâteuse; pas de vomissements, pas

Gingeot.   5

de nausées; aucune lésion du côté du pharynx; anorexie; soif vive; ventre assez gros, comme pâteux; diarrhée légère. Pouls à 156; peau sèche et brûlante; température dans l'aisselle droite 40°,5; pas de lésion appréciable du côté du cœur; 62 respirations par minute. Haleine fétide ainsi que les crachats, qui sont blanchâtres, spumeux et assez adhérents. Toux fréquente. A la percussion, ou trouve, en arrière, une matité prononcée aux deux sommets; en avant, une faible matité sous la clavicule droite et un bruit de pot fêlé sous la clavicule gauche. A l'auscultation, on constate, en arrière, du râle caverneux dans les fosses sus-épineuses, des râles crépitants et une respiration très-rude, presque soufflante, dans la partie des poumons qui répond au lobe supérieur; à la base, de chaque côté, la respiration est moins rude et il n'y a que des râles muqueux. En avant, respiration rude et expiration prolongée sous la clavicule droite; gargouillement sous la clavicule gauche.

L'enfant, dont les forces paraissent extrêmement déprimées, a du délire depuis deux jours; plutôt calme dans la journée, ce délire devient bruyant quand la nuit arrive, et l'accablement est alors remplacé par une grande agitation. Gomme sucrée, julep diacodé, deux bouillons et deux potages, telle a été jusqu'ici la seule médication employée.

Le 28. Le julep diacodé est supprimé et remplacé par une potion avec 80 grammes d'eau-de-vie.

Le 29. 80 respirations. Deux selles non diarrhéiques. Pas d'autre changement à noter. — Potion avec 100 grammes d'eau-de-vie. Le reste *ut suprà*.

Le 30. Trois selles diarrhéiques. Pouls à 100. Température 40°. 70 respirations par minute. Peu de crachats. Même délire, même fétidité de l'haleine, etc. — Même prescription.

Le 31. Cette nuit, le délire a augmenté; le visage s'amincit; les forces baissent de plus en plus. Bouche sèche; trois selles diarrhéiques. Pouls à 164. Crachats puriformes et peu abondants. — Même prescription.

Le 1er avril. Délire notablement moindre; nuit assez calme. Langue moins blanche, moins sèche. Une seule selle diarrhéique. Pouls à 148. Peau plus souple. Température 39°, 6. 60 respirations par minute. Haleine toujours fétide. — Potion avec 120 grammes d'eau-de-vie.

Le 2. La journée a été calme et même caractérisée par de l'assoupissement ; mais, le soir, le délire a reparu, et la nuit a été derechef agitée. Ce matin, le calme est rétabli. La langue et les lèvres sont légèrement fuligineuses. La diarrhée a cessé. Une transpiration nocturne abondante s'est produite. Pouls à 144. Température 40°. Même état d'ailleurs. — Même prescription.

Le 3. Nuit calme. Peu ou point de délire. Une selle non diarrhéique. Température 39°,4. Rien autre chose de nouveau. — Même prescription.

Le 4. Nuit calme. Le délire a entièrement disparu. L'enfant, toujours très-faible, répond raisonnablement aux questions qu'on lui adresse. Pas de diarrhée. Pouls à 148. Même température, etc. — Même prescription.

Le 5. Pouls à 136. Température 38°,8.

Le 6. La malade est à l'agonie. Elle ne parle plus, et semble avoir perdu toute connaissance. La respiration est stertoreuse. Le pouls est à 160, filiforme.

La mort a lieu à une heure, dans l'après-midi.

A l'*autopsie*, faite le 8 avril dans la matinée, on trouve les deux poumons farcis de tubercules. La matière tuberculeuse est si abondante dans les sommets, qu'elle y a presque entièrement étouffé le tissu pulmonaire. Au sommet gauche, vaste caverne contenant des débris noirâtres d'odeur gangréneuse. Au sommet droit, deux cavernes moins vastes, communiquant ensemble par un canal peu large, contenant, comme celle du côté gauche, des détritus gangréneux. Autour de ces cavernes, le tissu pulmonaire est rouge, dur, friable, et présente ces caractères jusqu'au niveau du lobe moyen. Plus bas, il n'y a que de la congestion.

Obs. XII. — *Rougeole ; pneumonie ou congestion pulmonaire ; gangrène de la vulve ; mort.* — Paturas (Augustine), âgée de 4 ans, à Paris depuis un mois, demeurant rue Larrey, n° 9, entrée à l'hôpital le 9 avril 1865 (salle Sainte-Catherine, n° 1).

De taille moyenne, passablement constituée, cette enfant a été atteinte, il y a deux ans environ, de deux pneumonies successives séparées l'une de l'autre par un intervalle de trois mois. Elle vit actuellement dans des conditions hygiéniques peu favorables : nourriture médiocre, habitation dans un rez-de-chaussée humide. Depuis deux mois elle tousse, mais n'a pas craché de sang et ne semble pas avoir maigri. Point de maladie héréditaire dans sa famille.

Admise avec les prodromes de la rougeole, la malade commença, dans la soirée du 12, à présenter l'éruption caractéristique. Celle-ci devint assez confluente, s'accompagnant d'une bronchite très-marquée et d'une fièvre intense. Un peu de diarrhée se manifesta le 16, et fut aisément réprimée à l'aide du sous-nitrate de bismuth. Bientôt la fièvre se calma peu à peu; la bronchite, persistant, motiva l'administration d'un ipéca, le 18, et l'enfant, soulagée par cette médication, passa une bonne nuit; mais, le 19, dans la journée, la situation s'aggrava tout à coup.

A la visite du soir, la malade fut trouvée dans l'état suivant : Abattement assez grand. Céphalalgie. Face congestionnée. Langue sale, rouge à la pointe. Anorexie. Soif vive. Pharynx un peu rouge. Douleur siégeant à l'épigastre et sur les parties latérales de la base du thorax. Ventre légèrement douloureux à la pression. Selles régulières. Urines abondantes et expulsées involontairement. Pas de frissons. Nombreux sudamina à la région dorsale. Peau moite. Pouls à 154, offrant une certaine résistance. Température dans l'aisselle gauche 41°. Toux modérée. Pas de crachats. Dyspnée. 52 respirations par minute. La percussion de la poitrine donne une matité relative en arrière et à droite, au niveau du lobe moyen du poumon. L'auscultation révèle dans le même point une certaine rudesse du murmure respiratoire, de nombreux râles crépitants, et un peu d'exagération du retentissement de la voix. Râles muqueux très-abondants à droite et à gauche, mais surtout à droite. Rien au cœur. — 30 grammes de sirop d'ipécacuanha avec 1 gramme de poudre d'ipécacuanha.

20 avril. L'enfant a vomi abondamment. Sa langue est moins sale. Elle a la face moins congestionnée. Les râles muqueux ont à peu près disparu ainsi que la rudesse du murmure respiratoire. Les autres symptômes persistent. Le pouls est à 148, toujours assez résistant. La peau est sèche. La température est de 40°. Il y a 60 respirations par minute. Le sommeil n'a pu s'établir un seul instant. — Gomme sucrée; potion avec 80 grammes d'eau-de-vie; quatre bouillons.

Le 21. La nuit a été bonne; la malade a dormi tranquillement. Ce matin, l'abattement est moindre, la langue est couverte d'un enduit pultacé, la bouche est humide. Il y a eu quatre selles li-

quides non accompagnées de coliques. Pouls à 148. Température 40°, 5. Peau sèche. 52 respirations par minute. Les signes
anormaux fournis par l'examen physique de la poitrine se réduisent
à quelques râles sous-crépitants au niveau du lobe moyen du poumon
droit en arrière. On constate pour la première fois l'existence de
plaques gangréneuses à la partie interne et antérieure des grandes
lèvres. Comme l'enfant y porte sans cesse les mains, on est obligé
de l'attacher. — Pansement des parties malades avec le vin aro-
matique. Le reste *ut suprà.*

Le 22. Nuit sans sommeil. Bouche moins humide. Soif très-vive.
Deux selles légèrement diarrhéiques. Pouls à 160. Température 40°,5. Peau toujours sèche. Quelques râles muqueux disséminés dans la poitrine. L'enfant s'agite continuellement; elle
exhale une forte odeur de gangrène. — Poudre de quinquina et
lotions avec le chlorure de chaux sur les parties sphacélées. Même
prescription d'ailleurs.

Le 23. Une seule selle demi-solide. Température 39°,7.

Le 24. Nuit très-agitée. Dépression notable des forces qui
s'étaient jusqu'alors assez bien soutenues. Amaigrissement. Narines
pincées et pulvérulentes. Voix éteinte. Inspirations légèrement
sifflantes. Arrière-gorge rouge, amygdales un peu tuméfiées.
Ganglions sous - maxillaires intacts. Pouls à **168**. Température 40°,6. Les eschares comprennent toute l'épaisseur des grandes
lèvres et se prolongent sur la face interne des fesses jusqu'au
coccyx. — Même prescription.

Le 25. Langue sèche. Encore deux selles diarrhéiques. Température 40°,4. 52 respirations par minute. Les autres phénomènes persistent sans changement. — Potion avec 100 grammes
d'eau-de-vie. Le reste *ut suprà.*

Le 26. Nuit meilleure : la malade a dormi et paraît, ce matin,
bien moins agitée que la veille. Langue un peu moins sèche; soif
toujours vive. Une seule selle, non diarrhéique. Rien de particulier
du côté des urines. Pas de transpiration. Pouls à 130. Température 40°,1. 48 respirations par minute. Le sillon éliminatoire des
parties sphacélées commence à être distinct. — Même prescription.

Le 27. Pouls à 140. Température 39°,2. 54 respirations. —
Même prescription.

Le 28. L'enfant s'affaisse de plus en plus, et finit par succomber à deux heures de l'après-midi.

A l'*autopsie*, on trouve le larynx rempli de mucosités puriformes, et offrant, à la surface interne, une vive injection. Les replis aryténo-épiglottiques sont épaissis ; il en est de même des cordes vocales, particulièrement des cordes vocales supérieures. La trachée-artère et les grosses bronches contiennent des mucosités semblables à celles du larynx et sont également injectées. Les poumons n'offrent ni tubercules, ni traces de pneumonie ; leurs bords postérieurs et leurs bases sont un peu congestionnés ; leurs sommets et leurs faces antérieures sont le siège d'un emphysème vésiculaire manifeste. Ils sont légèrement ramollis aussi bien que le foie, la rate et les reins, dont cette diminution de consistance, phénomène sans doute cadavérique, constitue la seule altération appréciable. L'eschare, en partie détachée des tissus sous-jacents, s'étend du mont de Vénus à l'articulation sacrococcygienne ; elle comprend dans son épaisseur toutes les parties molles de la vulve et les couches superficielles des régions anale et périnéale, ainsi que les téguments de la face interne des fesses.

Obs. XIII. — *Rougeole ; délire violent ; traitement alcoolique, amendement notable ; sortie prématurée.* — Fercot (Henriette), âgée de 2 ans, demeurant à Vanves (Seine), vivant avec sa mère et encore allaitée par elle, entrée à l'hôpital le 5 avril 1865 (salle Sainte-Catherine, n° 28).

Bien constituée, douée d'un embonpoint notable, cette enfant n'a jamais eu aucune maladie et ne porte aucune trace de vaccin. Pas de frères ni de sœurs.

La maladie actuelle a débuté, il y a cinq jours, par de la toux et de la congestion du côté des conjonctives. Hier, quatrième jour, une éruption rubéolique a paru. Aucune médication n'a encore été instituée.

Yeux larmoyants, conjonctives un peu injectées ; fosses nasales sèches. Langue légèrement blanche, humide. Anorexie ; pas de vomissements. Soif assez vive ; muqueuse du pharynx présentant un piqueté rouge assez manifeste. Ventre indolent ; pas de garde-robe ; urines abondantes et rendues involontairement. Pouls à 140 ; peau sèche ; température dans l'aisselle gauche 40°,2. Soubresauts de tendons ; peu de toux ; 66 respirations par minute. La percussion de la poitrine ne fournit aucun signe physique anormal. L'auscultation révèle seulement quelques râles muqueux à la base des deux poumons. Nul phénomène morbide du côté du cœur. L'impulsion de cet organe paraît assez énergique. L'éruption rubéolique la mieux caractérisée existe, à un état presque confluent, sur le visage, les faces antérieure et postérieure du tronc, et les membres thoraciques ; elle est plus discrète sur les cuisses et, surtout, sur les jambes. Rien ne semble indiquer un degré quelconque de céphalalgie. Les pupilles sont normales. Il n'y a pas eu d'épistaxis. — Gomme sucrée ; lait.

Vers midi, l'enfant, jusqu'alors assez calme, est prise d'un délire intense ; elle crie, profère des paroles brèves et violentes, s'agite avec fureur et cherche à se jeter à bas de son lit. On est, en conséquence, obligé de l'attacher. Une transpiration assez abondante s'ajoute bientôt à ces symptômes sans en diminuer l'intensité.

A la visite du soir, on la trouve dans un état d'irritation extrême, et présentant, outre le délire et l'agitation, les mêmes signes qu'à la visite du matin. — Potion avec 60 grammes d'eau-de-vie.

Le 6. Le délire a continué hier soir avec la même violence. Vers neuf heures et demie, l'enfant a paru s'assoupir pendant environ trente minutes, mais s'est réveillée ensuite plus agitée et plus délirante que jamais. La potion alcoolique n'a été envoyée qu'à dix heures et demie seulement ; l'administration a commencé aussitôt. Peu de temps après, le délire a paru diminuer. L'enfant s'est endormie à trois reprises différentes ; chaque fois qu'elle se réveillait, elle délirait encore, mais d'une façon incomparablement moins intense. Ce matin, elle est calme, sans délire aucun, légèrement assoupie. Le pouls est à 122, la température à 39°,1 ; 60 respirations par minute. L'haleine n'exhale point d'odeur alcoolique. Rien de nouveau du côté des urines. Une seule selle, non diarrhéique. Peu de transpiration. Facies un peu moins rouge qu'hier matin. — Gomme sucrée ; potion avec 60 grammes d'eau-de-vie ; lait. — Dans l'après-midi, l'enfant continue à être calme et sans délire ; elle n'est point assoupie et cause doucement et raisonnablement. Pas de diarrhée ; pas de transpiration. — A quatre heures du soir, la mère de la malade

vient chercher celle-ci, et l'emmène malgré toutes les représen-
tations qui lui sont faites.

Obs. XIV. — *Rougeole; délire violent; traitement alcoolique;
guérison.* — Marcadet (Marie), âgée de 2 ans et demi, demeurant
rue du Pont, n° 11, à Neuilly, née à Puteaux (Seine), entrée à
l'hôpital le 10 avril 1865 (salle Sainte-Catherine, n° 26).

Fille de taille moyenne, assez bien constituée, vaccinée. Coqueluche à l'âge de 7 mois, disparue après une durée de quatre
semaines environ. Pas d'autre maladie antérieure; santé généralement bonne. Vit dans de bonnes conditions hygiéniques. Une
sœur de trois mois bien portante; pas de maladie héréditaire
dans la famille.

Depuis une dizaine de jours, l'enfant souffrait d'un mal d'yeux
qu'on supposait lui avoir été communiqué par une de ses petites
camarades. Admise d'abord dans le service de M. Giraldès, elle
fut trouvée, le 12, dans la matinée, couverte d'une éruption rubéolique manifeste, et son passage dans nos salles eut lieu le
même jour.

Le 13, en l'absence de toute indication spéciale, on se borna
à prescrire de la gomme sucrée et du lait.

Dans la soirée l'enfant commença à se montrer très-agitée.
Cette agitation persista pendant la nuit et put être constatée toujours la même, le 14, à la visite du matin. La prescription ne fut
pas modifiée. Dans le courant de la journée, un délire très-intense vint compliquer l'état des choses, et l'agitation fut si violente qu'on dut attacher l'enfant dans son berceau. A la visite du
soir, on constata les phénomènes suivants : Léger coryza; blé-
pharite granuleuse subaiguë; conjonctives injectées; yeux larmoyants. Langue saburrale, assez sèche; piqueté rouge sur la
muqueuse de la voûte palatine et du pharynx. Pas de vomissements; pas d'épistaxis. Ventre indolent; selles régulières. Urines
expulsées sans qu'il soit possible d'en recueillir suffisamment
pour les examiner. Pouls à 120; température dans l'aisselle
gauche 40°,1. Pas de transpiration; un peu de toux; 72 respirations par minute. Poitrine sonore à la percussion; quelques
râles ronflants disséminés; rien du côté du cœur. L'éruption rubéolique est très-nette, et confluente surtout à la face, où les
parties latérales du nez ainsi que les joues paraissent être le

siége d'une très-légère desquamation. Même délire, même agitation que dans la journée. On ne constate point de soubresauts de tendons. — Potion avec 60 grammes d'eau-de-vie.

Le 15. Cette nuit, l'agitation a diminué peu à peu, et l'enfant a fini par reposer assez bien. Ce matin, celle-ci est calme et sans délire, mais d'une humeur détestable, et très-impatiente dès qu'on veut l'examiner. Toutefois elle a pris sa potion sans trop de résistance. Face toujours très-rouge; langue sans changement. Pas de garde-robe; pouls à 156; température 39°,5. Rien de nouveau d'ailleurs. — Gomme sucrée; potion avec 60 grammes d'eau-de-vie; lait.

Le 16. Hier, dans l'après-midi, l'agitation a reparu presque aussi intense que la veille; il a fallu, de nouveau, attacher l'enfant dans son lit. La nuit a été moins mauvaise que la journée; il y a eu un peu de sommeil, et, ce matin, la malade est encore légèrement assoupie au moment de la visite. Mais elle s'éveille aisément, et n'offre ni délire, ni obtusion des facultés intellectuelles. Langue blanche, humide; pas de vomissements; 3 selles diarrhéiques. Rien de nouveau quant aux urines. Pouls à 126; peau un peu moite; température 39°,3. Même nombre de respirations. Les râles ont disparu; l'éruption commence à pâlir ; à la face, la desquamation se prononce davantage. Les joues sont toujours très-colorées. Bien habituée à sa potion, la malade la prend maintenant avec grand plaisir. — Gomme sucrée; lait; potion avec 80 grammes d'eau-de-vie.

Le 17. Encore agitée dans l'après-midi, l'enfant s'est calmée le soir et a joui, pendant la nuit, d'un sommeil excellent. Ce matin, elle est très paisible, quoique parfaitement éveillée. La face est moins rouge; l'éruption pâlit de plus en plus. La langue est humide et se nettoie. Une selle, légèrement diarrhéique. Pouls à 140; pas de transpiration; température 39°,3. 56 respirations par minute. — Même prescription.

Le 18. Hier matin, après la visite, l'enfant s'est endormie d'un sommeil tranquille. L'après-midi a été très-calme et la nuit excellente. Même état de la langue; une selle, non diarrhéique. Rien à noter quant aux urines. Pouls à 120; peau moite; température 38°,6. Même nombre de respirations. L'haleine de la malade n'exhale aucune odeur alcoolique. L'éruption continue sa marché décroissante. — Gomme sucrée; lait; potion avec 60 grammes d'eau-de-vie.

Le 19. Le calme ne s'est point démenti. Pouls à 140; température 38°,4; 48 respirations. Toujours un peu de toux. Appétit. — Même prescription. On donnera en outre un peu de bouillie à l'enfant.

Le 20. Pouls à 120. Peau toujours moite. Température 37°,7. L'éruption a disparu sans être suivie, sauf à la face, d'une desquamation bien marquée. — Même prescription.

Le 21. Langue à peu près normale. Toujours un peu de toux. Point de signes physiques anormaux du côté de la poitrine. — La potion alcoolique est supprimée.

Le 22. Rien de nouveau.

Le 23. Le pouls tombe à 98, et la température à 37°,5.

Les jours suivants, les respirations tombent à 32, et l'état général paraît satisfaisant. Pourtant le pouls regagne une certaine fréquence, atteignant parfois jusqu'à 120. La température remonte également et s'élève jusqu'à 38°,5.

Le 25. L'enfant se lève pour la première fois; elle marche seule et sans trop de difficulté, présentant à peine une titubation légère. Le temps étant très-beau, on la conduit au jardin.

Le 27. *Exeat.*

Obs. XV. — *Fièvre typhoïde ataxo-adynamique; traitement alcoolique; guérison.* — Chatellain (Blanche-Marguerite), âgée de 10 ans, demeurant impasse Saint-Louis, n° 4, née à Paris, entrée à l'hôpital le 14 avril 1865 (salle Sainte-Catherine, n° 9).

Grande, maigre, d'apparence chétive, cette enfant est dans un état d'extrême malpropreté : sa tête est couverte de poux, et son cuir chevelu présente de nombreuses pustules d'ecthyma. Fille d'un père phthisique et d'une mère asthmatique, elle a un frère de 15 ans qui s'est toujours bien porté, et une sœur de 11 ans qui a eu, il y a trois ans, la fièvre typhoïde et est restée depuis valétudinaire. Elle a eu elle-même la rougeole, il y a trois ans, et est sujette aux maux de tête. Habite une loge de concierge petite et mal aérée.

Souffrante depuis quinze jours, son mal a débuté par des étourdissements, de la céphalalgie, et un peu de toux. Peu de jours avant son admission dans nos salles, elle a pris un purgatif; depuis elle n'a cessé d'avoir un peu de diarrhée.

A son entrée, elle délire violemment jour et nuit, mais surtout la nuit. Sa langue est sale à la partie moyenne, rouge à la pointe et sur les bords. Cinq ou six selles diarrhéiques dans les vingt-quatre heures. Ventre ballonné; gargouillement et douleur à la pression dans la fosse iliaque droite. Taches lenticulaires nombreuses. Pouls fréquent. Peau brûlante. Râles sibilants dans les deux poumons. — Limonade vineuse; café avec 1 gramme d'extrait de quinquina; 15 grammes de sirop diacode; cataplasmes sur le ventre; lavements; 2 bouillons.

Le 15. On ajoute une portion cordiale à la prescription précédente; le 18, 30 grammes de manne; le 20, on supprime le sirop diacode.

La malade ne va pas mieux : le délire est toujours le même, les forces déclinent graduellement, les poumons s'engouent. — Des ventouses sèches sont appliquées sans succès. Vainement aussi change-t-on chaque nuit la malade de lit.

Le 24. On la trouve dans l'état suivant :

Faiblesse notable; insomnie; délire incessant, violent surtout pendant la nuit, et rendant nécessaire l'usage permanent de la camisole de force. Langue saburrale, rouge à la pointe et sur les bords. Bouche pâteuse. Pas de diarrhée. Une seule selle dans les vingt-quatre ures. Peu ou point de gargouillement dans la fosse iliaque droite. Pas de météorisme. Les taches lenticulaires ont disparu. Pouls à 128, médiocrement développé. Peau sèche. Pustules d'ecthyma au grand trochanter gauche. Température dans l'aisselle gauche 39°. Soubresauts de tendons. Urines rouges et rendues involontairement. Érythème au siège. Toux fréquente; expectoration nulle. 52 respirations par minute. La percussion de la poitrine donne une légère submatité à gauche, en bas et en arrière. L'auscultation permet d'entendre des râles ronflants, muqueux et sous-crépitants dans toute la hauteur du poumon droit; il y a un peu de souffle à la base du même côté. A gauche, on trouve du souffle bronchique et de la bronchophonie dans les deux tiers inférieurs du poumon. — Limonade vineuse (contenant environ 100 grammes de vin); potion cordiale; potion avec 80 grammes d'eau-de-vie; 4 bouillons. Poudre d'amidon sur les parties atteintes d'érythème ou d'ecthyma.

Le 25. Pouls à 120. Température 38°,1. Pas de garde-robe depuis hier. Aucun autre changement à noter. — Même prescription.

Le 26. L'après-midi et la nuit ont été plus calmes. Il y a eu un peu de sommeil. Le délire est moins violent. Il n'y a plus de sou-bresauts de tendons. Pouls à 110. Température 37°,9. Peau plus souple. 48 respirations par minute. Râles moins nombreux dans le poumon droit. Une selle non diarrhéique. — Même prescrip-tion.

Le 27. L'après-midi a été paisible ; une certaine agitation s'est manifestée le soir, mais la nuit a été passable. Le délire continue à diminuer, et la malade commence à répondre assez juste aux questions qu'on lui fait. Un vomissement a eu lieu un quart d'heure après l'administration d'une cuillerée de la potion alcoo-lique. Selles régulières. Pouls à 116. Température 37°,2. Légère transpiration ; sudamina sur le cou. L'érythème du siége est beau-coup moins intense. Il y a une petite eschare au niveau de l'o-moplate du côté droit. L'auscultation ne révèle plus rien d'anor-mal dans les poumons, sauf un reste de souffle à gauche et quelques râles fins à la base du même côté. La prostration dimi-nue. — Même prescription.

Le 28. Après-midi calme ; soirée très-agitée. Nuit paisible ; sommeil. Pouls à 140. Température 40°. Souffle et matité plus prononcés à la partie moyenne du poumon gauche en arrière ; bronchophonie dans le même point ; à la base dudit côté, on trouve les mêmes phénomènes, seulement ils ne sont pas aussi nets qu'à un niveau plus élevé. — Potion avec 100 grammes d'eau-de-vie ; le reste *ut suprà*.

Le 29. Soirée plus calme ; nuit et après-midi paisibles. Le dé-lire va toujours en diminuant, et n'est plus agité comme les jours précédents. Pouls à 116. Température 38°. Langue moins sale et plus humide. Haleine sans odeur alcoolique. Quelques râles mu-queux disséminés dans le poumon gauche. Pas d'autre change-gement à noter. — Même prescription.

Le 30. L'agitation et le délire diminuent de plus en plus. Pouls à 100. Température 36°,7. 40 respirations par minute. Souffle moins intense et accompagné de râles sous-crépitants assez abon-dants ; quelques râles muqueux à droite. L'eschare de l'omoplate est détachée. — Même prescription.

1er mai. L'après-midi a été assez calme ; mais, dans la soirée, le délire est devenu violent, et la nuit a été très-agitée. Pouls à 132. Température 38°. La malade étant restée longtemps couchée sur le côté droit, on trouve de ce côté un peu de souffle et de nombreux râles sous-crépitants. Les selles sont toujours régulières. — Même prescription.

Le 2. Après-midi un peu agitée; le soir, le délire devient d'une violence extrême, et la nuit est plus agitée que jamais. Langue noire à la partie moyenne; bouche humide. Pouls à 132. Température 38°,2. On trouve çà et là de nouvelles pustules d'ecthyma : il y en a une sur le pavillon de l'oreille droite, sur l'omoplate gauche, etc. 60 respirations par minute. L'enfant étant restée couchée sur le ventre pendant longtemps, les râles ont presque entièrement disparu, et le souffle du côté gauche est beaucoup moins intense. — Potion avec 120 grammes d'eau-de-vie ; le reste *ut suprà.*

Le 3. L'après-midi s'est passée comme les précédentes, mais la nuit a été notablement plus calme (quatre heures de sommeil). Le matin, le délire est bien moins intense. Pouls à 120. Température 37°,7. 44 respirations par minute. — Même prescription.

Le 4. La plaie consécutive à l'eschare de l'omoplate ayant été pansée au styrax, ainsi qu'une autre petite plaie siégeant au flanc droit en un point où une ventouse avait été appliquée, l'enfant s'est plainte de la cuisson et a montré un peu d'agitation dans l'après-midi. Toutefois la nuit a été aussi bonne que celle d'hier. Pouls à 116. Même température. — Même prescription.

Le 5. Journée assez bonne; nuit excellente. Plus de délire. 40 respirations par minute. Pouls à 116. Température 38°,2. Souffle à peine perceptible. Râles muqueux très-peu nombreux disséminés des deux côtés. — Potion avec 50 centigrammes d'extrait de quinquina ; potion avec 80 grammes d'eau-de-vie ; 2 bouillons et 2 potages ; le reste *ut suprà.*

Le 6. La malade, qui est très-indocile, a refusé de prendre la plus grande partie de son extrait de quinquina. L'après-midi a été calme, mais non la nuit, qui a été signalée par un défaut absolu de sommeil, par de l'agitation, des cris et du délire. Un petit dépôt pultacé recouvre la lèvre inférieure. Depuis quatre jours, il n'y a pas eu de garde-robe. Pouls à 120. Température 37°,6. 48 respirations par minute. Ce matin l'enfant est beaucoup plus calme.

— Potion avec 60 grammes d'eau-de-vie ; collutoire au chlorate de potasse ; lavement ; le reste *ut suprà*.

Le 7. La journée a été calme et la nuit excellente. Plus d'agitation, plus de délire. La liberté du ventre est rétablie. Pouls à 104. Température 38°,3. 32 respirations par minute. La toux persiste à un très-faible degré ; percutés et auscultés, les poumons ne présentent plus aucun phénomène physique anormal. L'extrait de quinquina n'a pas été pris. — La potion alcoolique est supprimée.

Le 8. Le mieux paraît se soutenir. Pouls à 128. Température 37°,8. — On supprime la potion cordiale et l'on prescrit un œuf.

Le 9. Un abcès s'est développé à la partie supérieure et antérieure de la jambe gauche ; l'ouverture en est pratiquée. Pouls à 112. Température 37°,9. 28 respirations par minute. Les plaies consécutives aux eschares sont en voie de cicatrisation.

Le 11. La langue a repris son aspect normal. L'appétit se réveille. Pouls à 96. Température 37°,7. — OEuf ; côtelette ; bouillons et potages.

Le 23. Les urines cessent de s'écouler involontairement.

Le 16. L'enfant va très-bien et paraît maigrir beaucoup depuis quelques jours : indice favorable, à la fin des affections fébriles.

Obligé, à cette époque, de m'éloigner du service, je n'ai pu assister à la fin de la convalescence, mais j'ai su que l'enfant était sortie de l'hôpital peu de temps après mon départ.

Obs. XVI. La relation de ce fait ayant été communiquée à la Société médicale des Hôpitaux et publiée ensuite (1), je n'en rappellerai actuellement que ce qui touche de près à la thérapeutique.

Agée de 14 ans, réglée depuis 14 mois, la nommée David (Victoria) est entrée à l'hôpital des Enfants, le 11 mars 1865, dans un état morbide assez semblable au typhus et compliqué d'une éruption herpétique généralisée. La dépression des forces était assez marquée dès le début pour indiquer l'emploi de l'alcool.

Le 12. Pouls à 120. Température 39°. 48 respirations par mi-

---

(1) Observation d'un fait étrange. Éruption très-abondante d'herpès aigu, entée sur un état général grave ; par Jules Simon et Gingeot. In *Union médicale*, 1865.

nute. — Limonade vineuse au tiers; potion avec 150 grammes d'eau-de-vie; quatre bouillons.

Le 13. Pouls à 120. Température 40°,1. 34 respirations.—Même prescription.

Le 14. Température 41°. 40 respirations. — Potion avec 180 grammes d'eau-de-vie; le reste *ut suprà*.

Le 15. Nuit plus calme; un peu de sommeil; moins d'agitation. Pouls à 112. Température 39°,9. 44 respirations.

Le 16. Pouls à 120. Température 39°,7. 46 respirations.

Le 17. Délire violent. Pouls à 112. Température 39°,7. 44 respirations.

Le 18. Pouls à 112. Température 39°,6. 44 respirations. Encore beaucoup de délire. — Potion cordiale; le reste *ut suprà*.

Le 19. Ce matin, la malade a recouvré sa raison. Pouls à 124. Température 40°,1. 44 respirations. — Potion avec 250 grammes d'eau-de-vie; la potion cordiale est supprimée; le reste *ut suprà*.

Le 20. Pouls à 124, notablement relevé. Température 40°. 40 respirations. Il y a eu du sommeil; la bouche est humide et la peau moins sèche. L'haleine ne présente aucune odeur alcoolique.

Le 21. Le délire a entièrement cessé. Pouls à 132. Température, 39°,7. 48 respirations.

Le 22. Pouls à 180. Température 39°, 2. 88 respirations.

La malade succombe dans la soirée.

A l'autopsie, on constate, entre autres choses, que l'intestin est congestionné, mais que l'estomac n'offre aucune rougeur ni lésion apparente quelconque.

Dans les observations qu'on vient de lire, c'est moins à l'issue qu'aux différents détails qu'il est à propos de s'attacher (1). La méthode numérique ne

(1) Prenons un exemple : il est clair qu'après ce qu'ont dit Legendre, M. Grisolle et, surtout, M. Barthez, des avantages de l'expectation dans la pneumonie infantile, l'histoire de huit enfants traités par l'eau-de-vie ne peut élucider l'action curative de cette substance ; mais il n'est pas moins évident que les détails de ces huit cas sont propres à nous montrer l'influence de l'alcool sur le pouls, sur la température, sur les accidents nerveux, etc., dans une maladie aiguë fébrile.

saurait être applicable à une collection de faits aussi restreinte, et ce n'est point la proportion des guérisons obtenues qui doit faire juger, dans l'espèce, en faveur de l'alcool ou contre lui. Toute la question est de suivre l'enchaînement des phénomènes et d'en peser la valeur, de façon à reconnaître si l'âge peu avancé des malades a modifié les effets du traitement, ou, en d'autres termes, si les doctrines de Todd peuvent être vérifiées sur les enfants comme elles l'ont été par M. Béhier sur les adultes et les vieillards. Ainsi envisagées, mes observations se résument comme il suit :

1° *Appareil digestif.* — L'alcool n'a jamais produit aucun trouble sérieux du côté de cet appareil et de ses fonctions. Plusieurs fois l'appétit a été relevé, la langue et la bouche humidifiées ou nettoyées. Dans quelques cas, il y a eu soit de la diarrhée, soit de la constipation, symptômes peu attribuables à la nature du traitement, puisque, dans l'observation II, nous les voyons cesser quand on augmente la dose quotidienne d'alcool; j'ajouterai qu'une de nos malades (observation X) a parcouru les différentes périodes de la phthisie pulmonaire sans que les fonctions intestinales se soient dérangées. A l'autopsie d'un sujet de 14 ans qui avait pris jusqu'à 250 grammes d'eau-de-vie par jour (observation XVI), nous avons trouvé la première portion de l'intestin grêle très-congestionnée; mais cette lésion tenait uniquement à la maladie, puisque l'estomac n'était le siége d'aucune rougeur.

2° *Appareil circulatoire.* — Un des effets les plus fréquents du traitement alcoolique, a été de faire tomber le pouls ; ce phénomène s'est manifesté de la manière la plus frappante dans les observations I, II et XV Dans l'observation I, le pouls battait 124 avant qu'on eût prescrit l'alcool ; 30 grammes d'eau-de-vie sont administrés, et le lendemain matin le pouls bat seulement 92 ; deux jours après, le pouls s'élève de nouveau, et reste à 104 pendant trois jours ; on porte à 45 grammes la dose de l'eau-de-vie : le pouls tombe à 88. Dans l'observation II, on trouve, avant toute prescription, le pouls à 104 ; on ordonne 100 grammes d'eau-de-vie, et, le lendemain matin, le pouls est à 88 ; le surlendemain et le jour suivant, le pouls monte à 112 : potion avec 150 grammes d'eau-de-vie ; pouls à 88 le lendemain matin. Cet abaissement du pouls après l'emploi d'une quantité d'alcool suffisante, a été noté jusqu'à trois fois dans l'observation XV (fièvre typhoïde (1).

La petitesse du pouls a paru diminuer également sous l'influence de l'eau-de-vie ; l'observation XVI en contient un exemple non équivoque.

Ce que j'ai dit du nombre des pulsations, je le dirai de la température, qui s'est abaissée, en plusieurs occasions, d'une manière sensible. Le ralentissement du pouls n'a pas toujours coïncidé avec l'amoindrissement de la chaleur ; parfois même le pouls est devenu plus fréquent alors que la température baissait, et *vice versâ*. Ce désaccord possible entre la température

(1) M. Guelle rapporte un fait analogue. (Thèse citée, obs. III.)

Gingeot.   6

et le pouls n'a rien de bien surprenant; divers auteurs l'ont signalé en dehors de toute préoccupation thérapeutique (1), et rien ne prouve que l'alcool en puisse être la cause directe ou indirecte.

Jamais je n'ai vu l'eau-de-vie favoriser la marche en avant d'un processus inflammatoire. L'observation IV est la seule qu'on puisse discuter à ce point de vue : elle nous montre une petite fille de trois ans atteinte de pneumonie, et porteuse, en même temps, d'un abcès ganglionnaire situé sous la mâchoire inférieure. D'abord peu ou point douloureux, cet abcès s'est échauffé vers le troisième jour du traitement : l'eau-de-vie aurait-elle déterminé ce passage à l'état aigu d'une inflammation subaiguë ou chronique ? Je ne le pense pas, car si cette hypothèse était vraie, la pneumonie eût probablement subi la même poussée que l'abcès ganglionnaire ; et c'est ce qui n'a point eu lieu.

Dans plusieurs cas, des saignements de nez se sont produits à l'avantage des malades ; j'ignore s'il faut en faire honneur à l'alcool. Quant à la congestion de la face, elle a été diminuée dans les observations II et XIII ; une autre fois (observation III), elle a paru d'abord augmentée par l'alcool, mais pour disparaître promptement après deux épistaxis.

3° *Appareil respiratoire.* — Le plus souvent, mais

(1) Recherches expérimentales sur la température des enfants ; par Roger. In *Archives générales de médecine*, 1844 et 1845.

— A Treatise on Fever. By Robert D. Lyons, 1861.

non toujours, la respiration est devenue moins fréquente.

Jamais la plus légère odeur alcoolique n'a existé dans l'haleine.

4° *Système nerveux*. — La céphalalgie, la pesanteur de tête, l'agitation, l'insomnie, le délire, ont été très-efficacement combattus par l'eau-de-vie, et, dans aucun cas, cet agent ne les a provoqués. La stupeur et les bourdonnements d'oreille ont cédé de la même manière (observation VII), aussi bien que les soubre-sauts de tendons (observation XV). Jamais le moindre symptôme n'est venu trahir un degré quelconque d'ivresse ou d'abattement consécutif. Nous n'avons pas eu de peine à constater l'heureuse influence du traitement sur l'état des forces et sur la rapidité de la convalescence; dès qu'elles ont pu se lever, la plupart de nos malades se sont trouvées relativement solides sur leurs jambes.

5° *Nutrition*. — Sauf dans l'observation X (tubercules pulmonaires) et dans l'observation XV (fièvre typhoïde), l'émaciation n'a jamais été très-considérable.

La résolution des phlegmasies pulmonaires n'a point semblé gênée par le traitement alcoolique. Dans l'observation III, les signes physiques sont devenus plus nets le lendemain de la première prescription, mais, le surlendemain, ils commençaient à décroître; cette décroissance a été notée dès le deuxième jour dans l'observation VIII.

6° *Sécrétions*. — Nulle modification importante n'est

survenue du côté des urines; la transpiration, au contraire, a été souvent provoquée (1). Chose curieuse, la petite phthisique dont nous avons vu naître et finir le mal (observation X), n'a pas présenté une seule fois de sueurs nocturnes surabondantes.

Je compléterai cette récapitulation, en disant de la urée des pneumonies qu'elle a varié entre neuf et douze jours dans les cas où la date du début nous a été connue exactement. Le lecteur jugera lui-même si mon calcul n'est pas un peu trop large, et si je ne fais pas empiéter quelquefois la maladie sur la convalescence.

Fidèle au programme que je m'étais tracé, j'ai eu soin de ne voir dans mes différentes observations qu'autant d'états aigus fébriles soumis à l'influence de l'alcool ; une d'entre elles mérite néanmoins d'être considérée d'une façon plus spéciale. Nous trouvons dans l'observation X une petite fille de 8 ans atteinte de coqueluche, et n'offrant, lors de son admission, aucun signe de phthisie pulmonaire. Chacun sait combien la coqueluche est d'une cure difficile à l'hôpital : notre malade avait pris vainement de la belladone, du

(1) Edward Smith considère la sécheresse de la peau, dans les maladies aiguës, comme une contre-indication à l'emploi de l'alcool. Anstie est d'un autre sentiment, et ce que j'ai observé aux Enfants ou ailleurs, m'oblige à penser comme Anstie. D'après Smith, Todd, qui négligeait l'état de la peau, n'échappait aux conséquences d'une telle incurie qu'en associant à l'alcool divers médicaments, et, en particulier, l'acétate d'ammoniaque; mais M. Béhier n'a point reconnu d'avantage à cette pratique, et trouve qu'il revient au même d'administrer l'eau-de-vie toute seule. On peut lire, dans la thèse de M. Legras, l'histoire de plusieurs malades chez qui la peau n'a cessé d'être sèche qu'après l'emploi de l'alcool.

café, du bromure de potassium, lorsqu'on eut recours au traitement alcoolique (1). Pendant le cours de cette médication, les quintes diminuèrent peu à peu en nombre et en longueur; mais, en même temps, des tubercules se développaient dans les poumons, et l'enfant ne tardait pas à succomber. Comment expliquer l'amendement survenu du côté des quintes? Est-ce par l'influence de l'alcool? N'est-ce pas plutôt par l'influence perturbatrice de la phthisie intercurrente? Double question que je devais poser, mais que je ne puis résoudre. Ayant demandé au Dr Anstie ce qu'il pensait du traitement alcoolique dans la coqueluche, l'habile médecin de Westminster Hospital a bien voulu me faire la réponse que voici : « L'alcool peut modifier avantageusement certaines coqueluches données, mais non toute espèce de coqueluche; les circonstances qui en indiquent l'emploi ne sont pas encore bien connues : toutefois, les spiritueux semblent particulièrement réclamés dans la coqueluche qui complique la dentition, *surtout quand des accidents convulsifs sont à craindre.* » Je ferai une autre remarque au sujet de l'observation X : elle n'a malheureusement pas justifié l'opinion de ceux qui croient l'alcool utile pour prévenir ou pour guérir la tuberculisation pulmonaire (2). Sans doute *un* fait ne prouve rien,

(1) M. Tripier conseille l'alcool dans la coqueluche, non à titre de spécifique, mais comme un moyen de relever les forces et de favoriser la guérison en améliorant l'état général. (*Bulletin de thérapeutique*, 1866.)

(2) On the Management of Pulmonary Tuberculosis. By Austin Flint. In *The American Medical Times; The Dublin Medical Press*, 1863.

mais il est difficile de conserver de grandes espérances en face des résultats obtenus par M. Gallard (1); et quant à l'antagonisme prétendu des spiritueux et de la phthisie, les statistiques de John Bell (2) nous donnent la mesure de ce qu'il vaut.

Somme toute, l'alcool s'est comporté à l'hôpital des Enfants comme dans les hôpitaux britanniques et le service de M. le professeur Béhier. La plupart des phénomènes annoncés par les Anglais s'y sont manifestement reproduits, et les propriétés antifébriles d'un agent réputé incendiaire ont été confirmées une fois de plus sur un terrain nouveau. Je ne nie point que les effets produits aient semblé parfois inégaux, qu'on ait vu, en plusieurs occasions, le pouls s'accélérer alors que la respiration se ralentissait ou que la chaleur diminuait, et réciproquement; je reconnais aussi que, dans un petit nombre de cas, l'eau-de-vie a paru aggraver momentanément la situation des malades; mais ces faits ne prouvent rien, à mon avis, contre le traitement alcoolique. Todd professe que les spiritueux peuvent nuire quand ils sont donnés trop parcimonieusement, « de même que l'opium, » dit-il, « dont une dose insuffisante dérange le système ner-

---

— De l'eau-de-vie dans la phthisie; par le Dr A. Tripier. In *Bulletin général de thérapeutique*, 1864.

— Pratique du professeur Fuster, exposée dans l'*Union médicale*, tomes XXVI et XXVII, 1865. — Il est vrai que nous n'avons pas employé, chez notre malade, la viande crue conseillée par M. Fuster.

(1) Exposés par Legras. Thèse citée.

(2) On the effects of the Use of Alcoholic Liquors in Tubercular Disease, or in Constitutions predisposed to such Disease. By John Bell In *The American Journal of the Medical Sciences*, 1859.

veux, tandis qu'une dose plus élevée le calme; » or,
il est fort possible que, dans les cas où l'alcool n'a eu
qu'une action incomplète ou fâcheuse, la faute en ait
été à l'insuffisance de la quantité prescrite. Ce qui
rend cette hypothèse vraisemblable, c'est que des
doses plus fortes ont causé, chez certains malades,
un mieux dont n'avaient pas été suivies des doses
plus faibles; reportons-nous, par exemple, à l'observation XII : nous y verrons 80 grammes d'eau-de-vie
ne pas empêcher le pouls de gagner vingt pulsations
en trois jours, et 100 grammes de cette substance lui
faire perdre trente-huit pulsations en vingt-quatre
heures; franchement, les choses auraient-elles marché de la sorte si le traitement alcoolique eût été nui-
sible ou simplement inerte? Considérons, d'autre part,
l'observation VIII : assurément l'alcool n'y brille pas;
qu'arrive-t-il cependant quand on le supprime? Que
l'état de la malade empire avec une rapidité significa-
tive. Au reste, personne ne prétend que les spiritueux
soient capables de faire des miracles et d'amender ce
qui n'est point amendable; on ne saurait donc blâmer l'emploi de l'eau-de-vie parce qu'elle aura modifié imparfaitement des symptômes qu'entretenait une
cause trop puissante.

De toutes les particularités présentées par nos malades, la plus digne d'attention a été peut-être la tolérance morbide. Quelque remarquables que soient le
ralentissement du pouls et de la respiration, l'abaissement de la température, la cessation du délire et
de l'insomnie, les incrédules de parti pris ont toujours
la vieille ressource d'invoquer les coïncidences nées

du hasard. Mais quelle fin de non-recevoir opposeraient-ils à la tolérance ? Est-il ordinaire qu'une fille de 14 ans (observation XVI) boive 250 grammes d'eau-de-vie, que des enfants de 2 ans ou 2 ans et demi (observations I, XIII, XIV) prennent 60 ou 80 grammes de la même liqueur sans donner aucun signe d'ébriété, sans offrir la moindre odeur d'alcool dans l'haleine ? Avouons *que le hasard serait un grand magicien* s'il pouvait opérer des merveilles de ce genre ; ou plutôt convenons que, si les Anglais ont bien observé sur ce point, il y a fort à parier qu'ils ont vu clair sur le reste.

En terminant cette première partie de mon travail, je me bornerai aux trois conclusions suivantes :

1° Le traitement alcoolique peut être appliqué aux enfants sans plus de danger qu'aux adultes et aux vieillards.

2° L'alcool, administré à doses fractionnées dans les maladies aiguës fébriles, paraît avoir la même ction thérapeutique aux différents âges de la vie.

3° Cette action est celle que M. le professeur Béhier a fait, le premier, connaître en France.

DEUXIÈME PARTIE.

Depuis que la médecine, guidée par la physiologie, marche dans une voie définitivement scientifique, on ne se contente plus d'observer les faits; on en cherche les analogies, les rapports mutuels, et, quand ceux-c sont découverts, on édifie sur eux des théories, cette fois bien assises, puisqu'elles ont pour base l'expérience.

Est-il possible, dès aujourd'hui, d'interpréter rationnellement les effets de l'alcool dans les maladies aiguës ? Je ne voudrais point l'affirmer; et pourtant il me semble qu'on peut, sans risquer aucune hypothèse gratuite, se rendre un compte assez satisfaisant des phénomènes dont il s'agit, ou, du moins, des principaux d'entre eux. Je vais donc examiner ce qu'on a dit et ce qu'on pourrait dire du rôle des spiritueux dans le traitement des affections aiguës fébriles. Quelque délicate que soit cette tâche, elle est tellement commandée par la nature de mon sujet, qu'on me blâmerait à bon droit si je n'osais l'entreprendre.

Pour procéder méthodiquement, je prendrai comme point de départ l'action physiologique de l'alcool; mais il ne suit pas de là qu'il faille ici traiter à fond

une matière dont on ferait aisément l'objet unique
d'un travail à part. En considérant l'action de l'alcool sur l'homme sain, je ne m'attacherai qu'aux points
susceptibles d'éclairer l'action actuellement connue
de l'alcool sur l'homme malade, et je m'efforcerai d'é-
carter soigneusement tous les détails qui n'auraient
point avec mon but une connexion suffisante.

Lorsqu'on avale une certaine dose d'alcool potable,
on ressent d'abord une sorte de chaleur locale au niveau des muqueuses touchées ; la sensation varie en
intensité suivant les individus, et s'émousse, à la longue, chez les buveurs de profession. Parvenu dans
l'estomac, l'alcool y est absorbé en nature ; s'il était
mélangé de sucre ou pris en quantité considérable,
une partie franchirait le pylore et ne serait absorbée
que dans l'intestin (1) ; d'où l'inconvénient des cor-
rectifs sucrés quand on veut obtenir des effets rapides.
Cette absorption s'opère exclusivement par les veines,
et la rapidité en est telle, que la gastrite aiguë ne survient presque jamais à la suite d'excès de boissons (2).
Leuret et Lassaigne admettaient que l'alcool introduit dans les voies digestives y subit la fermentation
acide (3) ; mais leur opinion reposait sur des idées pré-
conçues, et le contraire a été positivement observé

(1) De la digestion des boissons alcooliques et de leur rôle dans la
la nutrition ; par MM. Bouchardat et Sandras. In *Annales de chimie et
de physique*, 1847.

(2) De l'usage et de l'abus des boissons fermentées, et des boissons fermentées et distillées ; par Hippolyte Royer-Collard. Thèse de
concours pour une chaire d'hygiène, 1838.

(3) Recherches physiologiques et chimiques pour servir à l'histoire
de la digestion ; par Leuret et Lassaigne, 1825.

par MM. Bouchardat et Sandras (1); pour P. Bérard, cette fermentation est toujours partielle et s'opère chez ceux-là seulement à qui l'usage du vin occasionne des *aigreurs* (2).

D'après Orfila et Brodie, l'alcool influerait sur le cerveau par l'intermédiaire des nerfs; Marcet pense qu'il agit à la fois par le moyen des nerfs et par celui du sang; toutefois, l'entremise de la circulation est la seule qui soit incontestée, et Marcet lui-même la regarde comme la principale.

L'arrivée de l'alcool dans le torrent circulatoire modifie-t-elle immédiatement les qualités du liquide sanguin? Question difficile à résoudre, et que les auteurs ont jugée si diversement qu'on a peine à dégager la vérité de tant d'assertions contradictoires. Pour le moment, je me contenterai de rappeler ce fait accepté par plusieurs, que l'alcool rend le sang plus épais et moins propre à pénétrer dans la substance intime des tissus : on verra plus loin le parti que Beale a tiré de cette notion.

Porté par les canaux vasculaires sur tous les points de l'économie, l'alcool ne tarde pas à produire des phénomènes marqués : l'intelligence paraît plus vive, l'esprit de saillie se développe, le courage et l'énergie sont accrus; en même temps, le pouls s'accélère et prend de l'ampleur, la peau devient plus chaude, les yeux brillent davantage; bref, on voit dérouler des symptômes qui ressemblent à ceux d'une fièvre pas-

(1) Mémoire cité.
(2) Cours de physiologie; par P. Bérard, 1849.

sagère, et dénotent la suractivité du système nerveux. Quand la dose ingérée n'est pas trop forte, la scène reste contenue dans ces limites ; elle débute également ainsi dans le cas contraire, mais change peu à peu à mesure que l'alcool passe en excès dans la masse du sang : des accidents franchement narcotiques apparaissent alors, qui peuvent se terminer par la mort. Tels sont, en raccourci, les effets classiques de l'alcool, ceux que tout le monde connaît et dont la description a été donnée depuis longtemps. Cette substance possède une autre propriété non moins curieuse que les précédentes : elle permet à ceux qui en font usage de se soutenir sans alimentation régulière, et cela en l'absence de tout phénomène d'excitation. Inman parle d'individus qui ont subsisté pendant un long période rien qu'en buvant des spiritueux (1). Anstie rapporte des faits semblables, notamment l'histoire d'un homme de 83 ans qui, durant vingt années consécutives, ne prit, chaque jour, qu'une bouteille de gin accompagnée d'un morceau de pain *gros comme le doigt*, et le plus souvent rôti ; cet homme n'était pas très-émacié, mais il y avait dans son habitude extérieure quelque chose de desséché qui rappelait le mangeur d'opium (2).

L'action physiologique des spiritueux a été comprise de différentes manières, et les théories ont varié suivant la façon dont on a envisagé le rôle de l'alcool dans

---

(1) Is Alcohol Food ? By Thomas Inman. In *The British Medical Journal* ; 1862.

(2) Stimulants and Narcotics. By Francis E. Anstie. London, 1864

la nutrition. L'alcool est-il ou n'est-il pas un aliment?
Telle est la question que se posent les biologistes et
sur laquelle il convient de nous arrêter avant d'aller
plus loin.

Liebig a divisé les aliments en deux catégories :
les aliments *plastiques*, destinés à la réparation des
tissus, et les aliments *respiratoires*, qui servent à l'en-
tretien de la chaleur animale. Les premiers sont des
substances quaternaires ou azotées, les seconds des
substances ternaires ou non azotées. L'alcool, ren-
trant parmi les composés ternaires, semble apte à
remplir l'office d'un aliment respiratoire, et, pour peu
qu'on en considère la formule, on comprend aisément qu'il puisse fournir de la chaleur en s'alliant à
l'oxygène de la respiration pour former de l'eau et de
l'acide carbonique :

$$C^4\ H^6\ O^2 + 12\ O = 4\ CO^2 + 6\ HO$$

Outre la part qu'il aurait à la calorification, l'alcool
soutiendrait artificiellement la force en stimulant le
système nerveux, et serait propre à suppléer pour quelque temps à l'insuffisance des aliments plastiques. Il
ne faudrait pas abuser, d'ailleurs, d'une excitation fac-
tice qui finirait, en se prolongeant, par altérer la
santé : Carpenter compare l'action des spiritueux sur
le cerveau et sur les nerfs à l'action de l'éperon sur
le cheval, et professe qu'elle use et détruit la substance de ces organes.

Todd est allé plus loin ; selon lui, l'alcool pourrait
servir à la réparation de certains tissus, et constitue-

rait l'aliment le plus approprié à la nutrition directe du système nerveux. Les alcooliques, disait-il, sont bien, si l'on veut, des stimulants ; mais le mot est mal choisi, car il tend à faire croire à une action particulière qui n'existe pas ; tous les aliments sont des stimulants, et, si l'alcool relève les forces plus vite et mieux que ne font les autres, c'est que, plus vite et mieux qu'eux, il nourrit la matière nerveuse. Pour Todd, les spiritueux ne sauraient nuire tant qu'il ne survient point d'ivresse, tandis que la moindre excitation de ce genre signifierait qu'une portion du liquide absorbé, étant restée superflue, exerce une action toxique sur la fibre et la cellule nerveuse, dont elle dérange le mouvement nutritif.

Si la théorie de l'alcool *réparateur direct et spécial du système nerveux* n'avait pas rencontré l'assentiment général, du moins celle de l'alcool *aliment respiratoire* paraissait à l'abri de toute attaque, lorsque MM. Ludger Lallemand, Maurice Perrin et Duroy vinrent, après mûre délibération, la déclarer mal fondée. Suivant ces laborieux investigateurs, l'alcool ne subirait aucune transformation dans l'organisme ; tout au plus arriverait-il accidentellement qu'il laissât quelques traces d'acide acétique dans l'estomac ; stimulant à faible dose, stupéfiant à dose élevée, il ne devrait ces propriétés qu'à une action de contact sur les éléments nerveux ; enfin il serait éliminé de l'économie en totalité et en nature (1).

(1) Du rôle de l'alcool et des anesthésiques dans l'organisme. Recherches expérimentales par Ludger Lallemand, Maurice Perrin et J.-L.-P. Duroy ; 1860.

Prendre un parti entre des opinions contraires défendues par des hommes également recommandables est assurément chose peu facile ; et le seul moyen de sortir d'embarras est de moins s'attacher au prestige des noms illustres qu'au poids des raisons alléguées. Je vais m'efforcer de suivre cette voie.

En premier lieu, j'imiterai la réserve de Murchison (1) touchant les idées de Todd sur la réparation spéciale du tissu nerveux par l'alcool ; ces idées, je l'avoue, ne manquent pas de vraisemblance, mais il est impossible d'y rien voir, jusqu'à présent, qu'une piquante hypothèse ; du reste, j'aurai l'occasion d'y revenir.

En se plaçant à un point de vue plus général, doit-on dire que l'alcool est un aliment? Discutons les circonstances qui militent pour l'affirmative :

1° On a cité des individus qui auraient vécu des semaines, des mois, et même des années, sans prendre autre chose que des spiritueux. Tant qu'il s'agit seulement de semaines ou de mois, le maintien de la vie n'implique point que l'alcool ait véritablement séparé les tissus ; Carpenter ne nous enseigne-t-il pas que l'usage de l'eau suffit à soutenir l'existence pendant un temps assez considérable (2)? Quant aux cas où la vie aurait été conservée pendant plusieurs années, il faut, pour les considérer sérieusement, n'être tourmenté d'aucun doute sur leur authenticité. Inman en

(1) A Treatise on the Continued Fevers, etc.
(2) Principles of Human Physiology. By William B. Carpenter ; 1855.

mentionne plusieurs qui lui viennent de seconde main, et pourtant l'observation personnelle n'est pas de trop en pareille matière. Il est vrai qu'Anstie et qu'Inman lui-même ont vu de leurs propres yeux un certain nombre des exemples qu'ils rapportent ; mais, en analysant ces faits, on trouve, tantôt, que le sujet mangeait chaque jour une petite quantité de pain, tantôt que l'alcool était pris sous forme de bière, c'est-à-dire associé à des substances organiques ternaires et quaternaires ; est-on bien sûr que de tels détails n'atténuent pas la valeur de l'argument ?

2° Les grands buveurs, a-t-on dit, sont souvent doués d'embonpoint. Soit ; mais, pour apprécier l'importance de la remarque, il est indispensable de distinguer avec MM. Lallemand, Perrin et Duroy, les oisifs et les amateurs de bière, des consommateurs de liqueurs distillées ; les seconds sont généralement amaigris, preuve que l'alcool n'est point la cause de l'embonpoint des autres. A l'égard du peu d'appétit des buveurs de profession, les mêmes auteurs font observer que l'irritation chronique des voies digestives en rend parfaitement compte.

3° La plupart des auteurs ont cru et croient encore que l'alcool est brûlé dans l'organisme. Leur opinion est rendue plausible *à priori* par l'avidité de l'alcool pour l'oxygène, et se prête à l'édification de théories séduisantes ; elle explique, notamment, pourquoi les habitants des pays froids font une si grande consommation de spiritueux, et comment les alcooliques peuvent prévenir la destruction des tissus et l'amaigrissement qui en résulte ; Moleschott pense que le vin empêche les tissus de brûler en servant lui-même de combustible ; Carpenter estime que l'alcool, en détournant une partie de l'oxygène destiné aux autres matériaux carbonés du sang, provoque l'accumulation de ceux-ci dans le foie, la peau et les reins, et fatigue ces organes en leur imposant un surcroît de travail. Il est vraiment malheureux que tant de déductions satisfaisantes n'aient d'autre base qu'un principe contestable. A l'appui de la combustion de l'alcool dans l'économie, on invoquait l'augmentation de l'acide carbonique exhalé, l'élévation de la température après l'ingestion des spiritueux, la désoxygénation des globules sanguins, qui, de rouges, deviendraient noirs au contact de l'alcool ; or, contrairement à MM. Bouchardat et Sandras, MM. Lallemand, Perrin et Duroy ont vu le sang garder sa couleur vermeille « presque jusqu'aux dernières limites de l'intoxication alcoolique » ; MM. Duméril et Demarquay (1), puis M. Perrin (2), et, plus tard, Sydney Ringer et Walter Rickards (3) ont noté que l'alcool abaisse la température animale (4) ; enfin, circonstance grave, Prout, Leh-

(1) Recherches expérimentales sur les modifications imprimées à la température, etc. ; par A. Duméril et Demarquay, 1848.

(2) De l'influence des boissons alcooliques prises à doses modérées sur le mouvement de la nutrition : recherches expérimentales ; par M. Perrin. In *Comptes-rendus hebdomadaires de l'Académie des sciences*, 1864.

(3) The Influence of Alcohol on the Temperature of non febrile and febrile persons. By Sydney Ringer and Walter Rickards. In *The Lancet*, 1866.

(4) Si les peuples du Nord, disent MM. Lallemand, Perrin et Duroy, consomment beaucoup d'alcool, c'est pour monter leur système nerveux au ton d'une excitation capable de contrebalancer l'influence

mann, Vierordt, Böcker, Hammond, Lallemand, Perrin et Duroy, ont reconnu que, bien loin d'augmenter, la quantité d'acide carbonique exhalée par les poumons décroît manifestement sous l'influence des spiritueux (1); Böcker a constaté, en outre, que la vapeur d'eau fournie pas l'expiration n'est pas plus abondante, et Hammond l'a trouvée diminuée.

De tels faits ne s'accordent guère avec la doctrine de la combustion, et c'est en vain qu'on chercherait à s'en dissimuler la portée. Duchek avait voulu expliquer la diminution de l'acide carbonique : l'alcool, à son avis, détournerait deux équivalents d'oxygène qui, fixant deux équivalents d'hydrogène, produiraient

dépressive du froid, et non pour fournir des matériaux à la combustion respiratoire.

Suivant Hayes et Rae, l'usage de l'alcool est dangereux dans les régions polaires, et la stimulation momentanée qu'il détermine laisse bientôt l'économie plus que jamais sensible à l'impression des basses températures. (Observations upon the Relation existing between Food and the Capabilities of Men to resist Low Temperatures. By Isaac J. Hayes. In *The American Journal of the Medical Sciences*, 1859.)

(1) Edward Smith, qui a étudié séparément diverses boissons alcooliques, prétend que l'alcool proprement dit augmente un peu l'acide carbonique de l'expiration; l'augmentation serait plus considérable avec le rhum, à cause du sucre que renferme cette liqueur; d'autre part, l'eau-de-vie, et surtout le gin, diminueraient l'acide carbonique expiré. Le médecin de Brompton attribue aux huiles volatiles et aux éthers contenus dans les divers spiritueux les différences qu'il a remarquées dans l'action de ceux-ci. En ce qui touche l'alcool proprement dit, j'ai peine à croire à ce qu'il avance, quand je vois tant d'hommes compétents obtenir des résultats contraires. Au surplus, tout en pensant que l'alcool augmente l'exhalation d'acide carbonique, E. Smith rapporte ce phénomène à une stimulation des fonctions respiratoires, et n'en conclut nullement à la combustion de l'alcool dans l'économie. Voir son article dans la *Lancet* de 1861. (On the Mode of Action of Alcohol in the Treatment of Disease.)

de l'eau et de l'aldéhyde ; ce corps, étant plus oxydable que l'alcool, s'emparerait à son tour de l'oxygène inspiré, de telle sorte que celui-ci ne pourrait se combiner au carbone et ramener l'exhalation de l'acide carbonique au taux normal qu'après que l'aldéhyde aurait disparu. A cette hypothèse, MM. Lallemand, Perrin et Duroy ont répondu par des expériences qu'Edmond Baudot, leur adversaire, n'a pu s'empêcher de trouver décisives. Ces messieurs ont commencé par soumettre à l'analyse le sang d'animaux alcoolisés : ils n'y ont trouvé aucun des produits intermédiaires de l'oxydation de l'alcool ; ni aldéhyde, ni acide acétique, ni acide oxalique. Faisant ensuite la contre-épreuve, ils ont démontré que l'aldéhyde introduit dans l'estomac se retrouve en nature dans le sang, les viscères et l'urine, qu'il se transforme partiellement en acide acétique, mais qu'il n'engendre pas d'acide oxalique.

Que l'alcool s'oxyde avec une grande facilité, qu'on ait peine à comprendre qu'il supporte sans changement « une action chimique qui décompose des corps beaucoup plus stables que lui, » tout cela est juste, mais n'équivaut pas à une démonstration du fait contesté. Reproduisant des critiques de M. Mialhe, mon collègue M. Legras s'exprime en ces termes :

... « De ce que l'on n'a retrouvé à côté de cet hydrocarbure aucun des produits de sa décomposition, peut-on en inférer qu'il n'est pas brûlé ? Non assurément, car les sels pourraient non-seulement échapper aux recherches (on sait que les acétates sont transformés en carbonates très-peu de temps après leur entrée dans le sang), mais il se pourrait qu'il fût immédiatement converti en eau et en acide carbonique sans passer par des états intermédiaires. »

Je n'insisterai pas sur cette prétendue conversion immédiate en acide carbonique et en eau ; M. Legras, lui-même, s'empresse de la nier « parce que l'acide carbonique exhalé diminue sous l'influence des alcooliques, tandis qu'il devrait augmenter si l'hypothèse était juste. » Quant à l'allégation relative aux sels, il n'y faut voir, pour l'instant, qu'une simple supposition : je ne sache pas que l'expérience ait jamais révélé un accroissement du chiffre des carbonates, et, tant qu'elle ne l'aura pas fait, la suggestion de M. Mialhe ne sera qu'ingénieuse.

Non contents de ruiner en détail la théorie de l'alcool *aliment*, MM. Lallemand, Perrin et Duroy, ont tenté de l'abattre d'un seul coup en affirmant que l'organisme élimine cette substance en nature et, qui plus est, en totalité. Magendie, MM. Bouchardat et Sandras, avaient cru reconnaître une odeur spiritueuse dans le sang d'animaux alcoolisés ; ces deux derniers observateurs professaient déjà que l'exhalation pulmonaire renferme une très-faible quantité de vapeurs alcooliques ; on savait aussi, depuis les recherches de Klencke, en Allemagne, que l'alcool peut passer dans l'urine, et Masing, employant le réactif au bichromate de potasse (1), était parvenu au même résultat que Klencke. MM. Lallemand, Perrin et Duroy poursuivirent ces

(1) De mutationibus spiritûs vini in corpus ingesti. Scripsit Rudolphus Masing. Dorpati, 1854.

travaux : armés du réactif de Masing, ils purent constater rigoureusement la présence de l'alcool dans le sang, dans les viscères (principalement le cerveau et le foie), et dans différentes voies d'élimination (sécrétion urinaire, exhalations pulmonaire et cutanée). Leurs études s'adressèrent à l'homme presque autant qu'à l'animal, et, s'ils n'ont cherché que sur le chien l'alcool entraîné par la perspiration de la peau, Smith l'a cherché dans l'espèce humaine avec un égal succès (1).

Le mémoire de MM. Lallemand, Perrin et Duroy souleva naturellement des protestations. Edmond Baudot se mit à l'œuvre, et publia 22 expériences desquelles il résulterait que l'alcool n'existe dans l'urine qu'en proportion insignifiante eu égard à la masse ingérée ; deux fois seulement, la dose lui parut tant soit peu notable : 75 centigrammes d'une part, et 10 grammes de l'autre ; le premier de ces chiffres correspondait à 4 litres de vin environ, et le second à 305 centimètres cubes d'alcool (2). D'après Baudot, le bichromate de potasse dissous dans l'acide sulfurique est un réactif beaucoup trop sensible pour des recherches de cette nature, et, si l'alcool s'élimine par le rein en quantité vraiment importante, l'alcoolomètre doit suffire à le révéler ; or, 20 fois sur 22 l'alcoolomètre est resté muet : donc l'élimination de l'alcool par l'urine, en supposant qu'elle ait lieu constamment, ne se produit pas sur une échelle assez large

(1) *Journal of the Society of Arts*, 1861.

(2) De l'alcool ; de sa destruction dans l'organisme ; par Edmond Baudot. In *Union médicale*, 1863.

pour justifier l'opinion radicale de MM. Lallemand, Perrin et Duroy.

Dès avant le travail de Baudot, M. Gallard avait signalé le côté vulnérable de l'argumentation des trois collaborateurs: « Il faut reconnaître, » écrivait-il, « qu'il n'a pas été possible de représenter la totalité de l'alcool ingéré : on peut donc objecter qu'une minime portion seulement échappe à l'oxydation intra-vasculaire, tandis que la majeure partie est comburée » (1). Ce reproche, répété depuis sur tous les tons, n'a rien perdu. de sa justesse, et je ne crois pas que M. Perrin en ait détruit la valeur en lui opposant une fin de non-recevoir tirée, soi disant, de la méthode en physiologie (2). Donnons un coup d'œil aux résultats obtenus par MM. Lallemand, Perrin et Duroy, et considérons les quantités d'alcool que chaque voie d'élimination leur a fournies. Ils n'ont retiré des produits exhalés par le poumon qu'une quantité d'alcool trop faible pour être évaluée en poids ; l'exhalation cutanée d'un chien, la seule qu'ils aient soumise à l'étude, n'a pas été plus féconde ; reste la sécrétion urinaire. Quatre hommes boivent 3 bouteilles de vin de Bourgogne et environ 120 grammes d'eau-de-vie, le tout représentant à peu près 300 grammes d'alcool pur ; ils rendent, pendant les vingt-quatre heures suivantes, près de 3 litres d'urine : on en tire 2 grammes d'un liquide fortement alcoolique. Les trois auteurs nous apprennent que « chez un homme, après l'ingestion d'une quantité

(1) *Union médicale*, 1861.

(2) Réponse à M. le Dr Edmond Baudot ; par Maurice Perrin. In *Union médicale*, 1863.

ordinaire de boisson spiritueuse, les poumons éliminent de l'alcool pendant huit heures, et les reins pendant quatorze heures; » ces chiffres étant des moyennes, mettons, dans l'espèce, la durée de l'élimination rénale à quarante-huit heures; supposons que l'élimination pulmonaire et cutanée s'est prolongée autant que celles des reins, et admettons qu'elles ont fourni chacune la même dose d'alcool que la sécrétion urinaire; tout cela dépasse beaucoup les estimations de MM. Lallemand, Perrin et Duroy, et pourtant, calculée sur d'aussi larges bases, la totalité de l'alcool éliminé chez les quatre hommes en expérience ne se serait élevée qu'à 72 grammes; différence d'avec la quantité ingérée : 228 grammes. Encore n'ai-je pas tenu compte, en calculant ainsi, de la déclaration de MM. Lallemand, Perrin et Duroy, touchant l'intensité décroissante de l'élimination : « A mesure qu'on s'éloigne du moment de l'ingestion, » disent-ils, « la proportion d'alcool diminue dans les produits d'excrétion qui entraînent ce corps hors de l'économie. » Nul doute que, malgré les soins les plus minutieux, les expérimentateurs n'aient pu éviter dans leurs opérations une certaine déperdition de vapeurs alcooliques; mais est-il possible que ces pertes aient eu lieu dans le rapport énorme de 228 à 72?

La réplique de M. Perrin à Edmond Baudot ne paraît pas non plus très-péremptoire. Ayant à prouver que l'organisme rejette l'alcool en totalité, le savant agrégé du Val-de-Grâce a déployé de grands efforts pour établir que l'alcool n'est pas un aliment; son plaidoyer consiste à soutenir que les propriétés qu'on assigne ordinairement aux matières alibiles ne se retrouvent pas dans cette substance : tactique certainement fort judicieuse, car elle nous mènerait à dire sous forme de syllogisme : Toute substance non alimentaire est éliminée en totalité; or, l'alcool est une substance non alimentaire; donc l'alcool est éliminé en totalité. Malheureusement M. Perrin tombe dans une pétition de principe et intervertit l'ordre logique des choses : les marques distinctives dont il gratifie l'aliment en général, n'ont rien de tellement irrévocable qu'on puisse tirer de leur présence ou de leur absence une déduction rigoureuse à l'égard de l'alcool; le fait de l'élimination totale serait bien autrement significatif, et fortifierait, s'il était prouvé d'abord, les idées un peu spéculatives de M. Perrin sur les caractères essentiels de l'aliment; mais M. Perrin tend, au contraire, à faire dériver le premier des secondes, alléguant ainsi, en faveur d'un théorème à démontrer, d'autres théorèmes non démontrés.

A l'égard du bichromate de potasse, Baudot n'est pas le seul qui l'ait trouvé d'une sensibilité excessive et capable d'induire en erreur. Le Dr Anstie a montré que $\frac{1}{120}$ de grain d'alcool colorait en vert-émeraude 1 centimètre cube du réactif; à la suite de cette expérience et de plusieurs autres que je ne puis rapporter, il prémunit ses lecteurs contre « la difficulté et l'incertitude inhérentes à toute tentative de fonder *sur l'appréciation oculaire d'une teinte* un jugement empreint de la moindre exactitude quantitative » (1).

(1) Stimulants and Narcotics.

Partisan des doctrines de MM. Lallemand, Perrin et Duroy, le Dr Edward Smith convient cependant que leurs vues, suivant lui très-vraisemblables, ne seraient à l'abri de tout conteste que si l'on pouvait extraire des voies d'élimination une dose d'alcool égale à celle de l'alcool ingéré (1).

Après avoir exposé succinctement le pour et le contre, je n'aurai point l'impertinence de trancher de l'arbitre et de rendre pompeusement un arrêt. Toutefois, s'il m'était positivement enjoint d'énoncer mon opinion sur le fond du débat, voici comment je formulerais ma réponse :

Il est impossible, en l'état actuel de nos connaissances, d'affirmer que l'alcool est, ou n'est pas, un aliment dans le sens qu'on accorde généralement à ce mot (2). Les raisons invoquées de part et d'autre sont impuissantes à résoudre la difficulté : beaucoup d'entre elles ne sont que des hypothèses plus ou moins probables, et celles qui rentrent dans le domaine des faits ne jettent sur la question qu'une lumière très-insuffisante. L'alcool ne subit point dans l'économie les transformations indiquées par les auteurs, et peut être retrouvé en nature dans diverses voies d'élimination ; mais il n'est pas certain qu'il ne subisse aucune autre transformation encore inconnue, et rien

(1) On Alcohol. By Edward Smith. In *The Lancet*, 1865.

(2) Dans le sens qu'on accorde généralement à ce mot. Car Anstie (Stimulants and Narcotics) appelle *aliments* les substances capables d'entretenir la vie plus longtemps qu'elle ne durerait en l'absence de tout secours extérieur ; comprise ainsi, la qualité d'aliment ne saurait être déniée à l'alcool.

ne prouve jusqu'à présent qu'il soit éliminé en totalité.

Ce qui achève de rendre problématiques les qualités alibiles de l'alcool, c'est que les faits allégués par ceux qui les croient réelles peuvent s'expliquer différemment, et que l'explication ne laisse pas d'être plausible. Dans cette nouvelle théorie, l'alcool soutiendrait l'organisme, non en lui fournissant des matériaux de réparation, mais en rendant la désassimilation moins active; non en *augmentant la recette*, mais en *diminuant la dépense*. Nous avons vu plus haut que, d'après Moleschott, la combustion des spiritueux retarderait la métamorphose des tissus en détournant au préjudice de ceux-ci une partie de l'oxygène inspiré; il y a là une pensée analogue à celle qui nous occupe à présent; seulement l'influence de l'alcool sur la température et sur la quantité d'acide carbonique et de vapeur d'eau exhalée par les poumons contrarie les vues de Moleschott, au lieu qu'elle est conforme à l'idée d'un alcool antidéperditeur directement et *per se*. A la diminution de l'acide carbonique et de la vapeur d'eau expirés se joint, d'ailleurs, celle des matériaux solides expulsés par la sécrétion rénale, en sorte que l'action conservatrice des spiritueux s'exercerait non-seulement sur les matériaux ternaires, mais encore sur les matériaux quaternaires qui entrent dans la composition de nos tissus; aussi Böcker, à qui l'on doit de précieux travaux sur ce sujet (1), disait-il que l'alcool entrave la dénutrition.

(1) *Archives générales de médecine*, 1849.

Hammond estime que l'alcool est incapable d'être assimilé. Les recherches qu'il a faites l'ont conduit à penser « que l'alcool augmente le poids du corps en retardant la métamorphose des anciens tissus, favorisant la formation des nouveaux, et limitant la destruction des matières grasses » (1). Envisagées en détail, ses expériences paraissent établir que l'alcool a pour effet constant :

1° D'abaisser le chiffre de l'acide carbonique et de la vapeur d'eau rejetés par l'expiration ;

2° De rendre les matières fécales moins abondantes;

3° De réduire la quantité de l'urine ;

4° De diminuer la proportion de l'urine, des chlorures et des acides phosphorique et sulfurique.

Les résultats obtenus par Hammond sont pareils à ceux qu'avait annoncés Böcker, sauf en ce qui touche la diminution des matières fécales et de la vapeur d'eau; et l'auteur américain croit qu'on peut attribuer cette légère divergence à ce que Böcker n'expérimentait pas sur d'assez fortes doses d'alcool.

M. Perrin n'a pas trouvé que l'urine offrît des modifications qualitatives; par contre, elle lui a paru sécrétée en plus grande abondance, de façon qu'en définitive l'alcool accroîtrait le poids de l'urée excrétée en un jour. Ce savant n'aurait-il point commis quelque erreur? On est en droit de le soupçonner, en présence de l'accord avec lequel Böcker et Hammond proclament le contraire de ce qu'il avance.

(1) The Physiological Effects of Alcohol and Tobacco upon the Human System. By William A. Hammond. In *The American Journal of the Medical Sciences*, 1856.

Edward Smith assure, d'ailleurs, que l'alcool amoindrit la sécrétion de l'urine, et, par conséquent, l'excrétion de l'urée.

Smith (1) a critiqué le mémoire d'Hammond : si l'élimination de l'urée décroît, c'est, à son avis, parce que le rein élimine moins d'eau ; quant à la diminution des matières fécales, elle n'est qu'apparente et témoigne seulement de leur rétention. « L'urée », dit également Smith, « provient tantôt des tissus, tantôt des aliments transformés, tantôt de la surabondance des aliments, et ne saurait, par suite, être rapportée en particulier à l'une plutôt qu'à l'autre de ces causes. » Néanmoins, lorsqu'on voit diminuer simultanément les différents *excreta*, il est difficile de ne pas rattacher la rareté de l'urée à la même origine, c'est-à-dire à un ralentissement de la dénutrition. De plus, malgré l'incertitude qui règne sur ce qu'on a nommé l'*urémie*, l'absence de tout symptôme grave après ingestion modérée d'alcool ne vient guère à l'appui d'une accumulation dans le sang des produits de métamorphose (2) ; Hammond avait déjà fait cette réponse à Carpenter, de qui Smith a probablement emprunté ses idées.

Supposé que la sécrétion urinaire fût vraiment amoindrie, j'y verrais, pour mon compte, une assez forte preuve du rôle antidéperditeur de l'alcool, et je

(1) On the Mode of Action of Alcohol in the Treatment of Disease. By Edward Smith. In *The Lancet*, 1861.

(2) « Quelle que soit la théorie qu'on adopte, ce fait clinique subsiste, que les symptômes d'urémie sont déterminés par tout ce qui porte obstacle aux fonctions d'excrétion des reins. » (Murchison.)

l'expliquerais volontiers par le peu d'abondance des matériaux à charrier au dehors : ne sait-on pas que la quantité d'eau qui s'échappe au travers du rein croît fréquemment avec celle des solides qu'elle a charge de dissoudre, et que, si les diurétiques sont diurétiques, c'est à leur propriété d'être éliminés par le rein qu'ils le doivent?

D'après MM. Lallemand, Perrin et Duroy, la diminution de l'acide carbonique expiré pourrait tenir soit à l'exhalation de l'alcool, qui remplacerait en partie l'exhalation de l'acide carbonique, soit à la supériorité de l'alcool sur l'eau comme dissolvant de l'acide carbonique et de l'oxygène, soit enfin à une moindre activité de la désassimilation. Je trouve, quant à moi, extrêmement séduisante la théorie de l'alcool antidéperditeur : mieux qu'aucune autre, elle semble nous fournir la clef des phénomènes, rendant compte, à la fois, de l'abaissement de la température, de la réduction des excrétions, et du maintien relatif, non-seulement des forces, mais du poids des sujets. Cependant je reste dans le doute, et, tout en convenant avec Murchison que l'alcool ne saurait être un aliment complet puisqu'il ne contient pas d'azote (1), je me demande s'il n'est rien de plus qu'un aliment indirect : comment ne pas s'adresser cette question, quand on songe aux faits de Todd, où des individus ont pris pendant plusieurs jours de suite 48 onces d'alcool en vingt-quatre heures, sans même offrir d'odeur alcoolique dans l'haleine? Que devenait, en pareilles circon-

_____

(1) A Treatise on the Continued Fevers, etc.

stances, l'alcool ingéré? Il semble d'abord que la sécrétion rénale ait dû en entraîner la plus grande partie; mais Anstie s'est assuré par des expériences minutieuses que l'urine en contenait à peine quelques traces. Murchison pense qu'une portion a pu passer intacte dans les selles (1), et Smith, qui professe la même opinion, appelle, pour ce motif, l'intestin une soupape de sûreté (*safety-valve*) (2); mais le médecin du Westminster Hospital a examiné avec soin les déjections alvines, et affirme n'y avoir jamais rencontré d'alcool, sauf dans quelques cas où la diarrhée était très-intense; il n'y a rencontré non plus ni acide acétique, ni acétates (3). Ces énormes doses d'alcool sont-elles demeurées en dépôt dans les tissus pour être éliminées ensuite peu à peu? Faut-il admettre, au contraire, qu'elles ont été assimilées après avoir subi une transformation quelconque? Alternative embarrassante, problème complexe dont on n'a donné jusqu'ici que d'imparfaites solutions.

II

Que l'alcool soit un aliment direct ou indirect, qu'il ne soit ni l'un ni l'autre, comme inclinent à le croire Beale (4) et Smith (5), il n'en est pas moins reconnu que l'usage modéré des alcooliques augmente l'énergie

(1) *British and Foreign Medico-Chirurgical Review*, 1860.
(2) On the Mode of Action of Alcohol in the Treatment of Disease.
(3) Stimulants and Narcotics.
(4) On Deficiency of Vital Power in Disease and on Support. By Lionel S. Beale. In *The British Medical Journal*, 1863.
(5) On the Mode of Action of Alcohol, etc.

fonctionnelle du système nerveux (1), et relève les forces quand elles sont déprimées. La raison en est probablement dans l'affinité spéciale de l'alcool pour la substance nerveuse, affinité bien établie depuis les travaux d'Ogston, de M. le professeur Tardieu, et surtout de MM. Lallemand, Perrin et Duroy. Ogston (2), faisant l'autopsie d'un sujet mort en état d'ivresse, avait retiré de l'encéphale 4 onces d'un liquide alcoolique; M. Tardieu (3), quelques années plus tard, signalait l'odeur spiritueuse commune, sinon constante, dans le cerveau des buveurs; MM. Lallemand, Perrin et Duroy (4) complétèrent ces recherches et montrèrent, par des opérations rigoureuses, que l'alcool tend à s'accumuler dans le sang d'abord, puis dans le foie et l'axe cérébro-spinal. .

Toutes les parties du système nerveux sont-elles également envahies par l'alcool? N'en est-il aucune qui semble exercer sur ce liquide une attraction particulière? M. Flourens (5) a essayé de résoudre cette

(1) E. Smith est, à ma connaissance, le seul auteur qui n'accepte pas nettement cette proposition : selon lui, l'alcool, à dose modérée, convenablement dilué (*in moderate quantity, duly diluted*), amoindrirait et troublerait l'activité du cerveau et du système nerveux, ainsi que la vigueur musculaire. De telles idées ne touchent-elles pas un peu au paradoxe ?

(2) Phenomena of the more advanced stages of Alcoholic Intoxication. By F. Ogston. In *The Edinburgh Medical and Surgical Journal*, 1842.

(3) Observations médico-légales sur l'état d'ivresse considéré comme complication des blessures et comme cause de mort prompte ou subite; par A. Tardieu. In *Annales d'hygiène publique et de médecine légale*, 1848.

(4) Mémoire cité.

(5) Recherches expérimentales sur les propriétés et les fonctions du système nerveux dans les animaux vertébrés; par P. Flourens. 2e édit. 1842.

difficulté. Ayant expérimenté comparativement sur des moineaux, il a vu que les symptômes offerts par un animal pris d'alcool étaient précisément ceux qui suivent l'ablation du cervelet, à cela près, toutefois, que l'oiseau privé du cervelet conservait l'usage des sens et des facultés intellectuelles, tandis que le moineau alcoolisé finissait par le perdre. En outre, l'examen du crâne et de l'encéphale d'un grand nombre d'oiseaux soumis à l'alcool, verdiers, pinsons, etc., ne lui a montré d'autre lésion qu'un petit épanchement de sang à la base du cervelet; or, d'après l'éminent professeur, les épanchements sanguins produits pendant la vie par des substances administrées sous une forme donnée répondent toujours « à la partie du cerveau sur laquelle agit spécialement la substance employée. » Peut-être est-ce aller trop loin que de limiter l'action *maxima* de l'alcool au seul cervelet; les convictions de M. Labarthe sont moins robustes : il est rare, suivant lui, qu'on ait trouvé chez les ivrognes morts d'apoplexie le siége de l'épanchement « dans l'épaisseur du cervelet, ce qui pourtant devrait arriver le plus communément si en effet le sang, pendant l'ivresse, affluait en premier lieu et en plus grande quantité vers cette portion de l'encéphale que vers toute autre » (1). Sans infirmer ce qu'annonce M. Flourens, l'opinion de Böcker est un peu plus vague et, partant, plus conciliable avec les faits : l'alcool, d'après le savant allemand, paraît agir sur les parties postérieures et inférieures du cerveau.

(1) De l'influence de l'alcool dans la production des maladies, et de son emploi hygiénique; par Étienne Labarthe. Thèse de Paris, 1829.

Munis de ces données, nous pouvons aborder l'interprétation des effets des spiritueux dans les maladies aiguës fébriles.

L'indication la plus générale en thérapeutique est de soutenir les forces du patient jusqu'à ce que la maladie ait accompli son évolution spontanée : or, c'est cette indication que remplit souvent l'alcool (1). Agit-il comme aliment direct ou indirect ? Répare-t-il spécialement la substance nerveuse dont la dégradation serait la cause intime de la prostration et des accidents dits nerveux ? Nous l'ignorons. Doit-on penser avec Gairdner (2), qu'il facilite l'assimilation des vrais aliments ? Se borne-t-il à stimuler le système nerveux comme l'éperon fait le cheval, suivant l'opinion et l'expression de Carpenter ? Nous ne le savons pas davantage. Mais nous savons, et cela nous suffit dans une certaine mesure, qu'il excite l'axe cérébro-spinal et en réveille les fonctions ; et nous comprenons, dès lors, qu'il soutienne le malade, et lui permette de vivre jusqu'au jour où le mal cessera.

Donner le temps de guérir, c'est déjà beaucoup, et, dans plus d'un cas, c'est assez. Pourtant l'alcool ne s'en tient pas là : en élevant le niveau de la résistance, il modifie les tendances morbides, et change parfois heureusement le cours d'un processus pathologique. Il y a déjà longtemps qu'on a remarqué le rapport étroit qui subordonne à l'état des forces du sujet la

(1) Todd, Beale, Anstie, Flint, F. Bricheteau, et autres.
(2) Clinical Observations delivered in the Glasgow Royal Infirmary. By W. T. Gairdner. In *The Lancet*, 1866.

Gingeot   8 manière dont une phlegmasie se termine. Les organes enflammés, disait Kaltenbrunner, deviennent gangréneux quand ils ne sont plus en état de produire du mouvement dans leur intérieur (1). Vogel est plus explicite : pour lui, l'affaiblissement général de l'organisme est une des circonstances qui font passer l'exsudation inflammatoire à la suppuration, le défaut d'énergie de la force vitale ralentit la production des bourgeons charnus, et une diminution considérable de cette énergie porte l'inflammation à finir par mortification et fonte sanieuse (2). MM. Béhier et Hardy ne sont pas moins formels ; parlant des diverses terminaisons de l'inflammation, ils insistent sur l'influence du *terrain*, et développent les lois suivantes : individu fort et d'une santé habituellement bonne, — tendance à la résolution ; individu faible et souvent malade, — tendance à la suppuration ; d'où la promptitude et la facilité avec lesquelles suppurent les inflammations dites secondaires. « Il est un fait, » écrivent-ils plus loin, « qui domine toutes les autres indications thérapeutiques, à ce point qu'il pourrait, à lui seul, les résumer toutes. Ce fait, c'est l'état des forces du malade…. Il faut un certain degré de force de la part de l'économie pour arriver à résoudre une inflammation (3).

Todd, qu'on a tant accusé de bizarrerie et d'excentricité, n'a guère été au delà de ces principes. Écou-

---

(1) Recherches expérimentales sur l'inflammation ; par G. Kaltenbrunner. In *Répertoire général d'anatomie et de physiologie*, t. IV, 1827.

(2) Traité d'anatomie pathologique générale ; par Julius Vogel. Traduction L. Jourdan, 1847.

(3) Traité élémentaire de pathologie interne ; par Béhier et Hardy ; t. II, 1864.

tons ce qu'il professe à l'égard des phlegmasies pulmonaires :

« Plusieurs médecins ont établi, entre les cas de pneumonie, une distinction utile en matière de traitement. Les cas de pneumonie, selon eux, forment deux classes, l'une sthénique, l'autre asthénique et typhoïde : la première, capable de souffrir le traitement antiphlogistique le plus actif, et pour laquelle ils disent, en vérité, que ce traitement est absolument nécessaire ; l'autre, réclamant une méthode tonique et même stimulante, et qu'il serait extrêmement hasardeux et dangereux de traiter par les antiphlogistiques. Or, tout en admettant sans restriction la valeur pratique d'une distinction semblable, je dois faire observer qu'il faudrait, à mon sens, l'exprimer différemment. J'aimerais mieux dire qu'il y a, dans tous les cas de pneumonie, indépendamment du premier ou du second mode de traitement, une tendance décidée, plus forte chez les uns, moins forte chez les autres, à déprimer les forces générales de la vie ; qu'un traitement antiphlogistique direct et bien franc est toujours hasardeux, parfois extrêmement risqué, jamais absolument nécessaire ; mais que, dans certains cas, tout est perdu, si l'on n'institue dès le commencement un traitement d'une nature nettement tonique et stimulante. »

Répétons, si l'on veut, que des abus ont été commis ; proclamons que l'exclusivisme est chose pernicieuse, et que toutes les méthodes, suivant les cas, peuvent être utiles à leur tour ; mais reconnaissons que l'emploi de l'alcool n'a rien d'empirique, et qu'il répond aux meilleures théories sur l'état des forces du malade et les indications qu'on en peut tirer.

Outre son influence antidépressive et les conséquences qu'elle amène, l'alcool posséderait une action curative plus directe. Beale fait observer que beaucoup de substances réputées toniques produisent la coagulation des fluides albumineux et des solutions de matières extractives; elles rendent ces liquides moins pénétrants, peut-être en accroissant leur viscosité.« Les effets avantageux de ces médicaments, dit le physiologiste anglais, sont dus probablement à leur influence directe sur les fluides qui font partie de la masse sanguine. Nul doute qu'ils ne ralentissent la séparation des particules intégrales des globules du sang, et ne travaillent, en même temps, à rendre moins perméables aux fluides les parois des vaisseaux sanguins. » Pensant que l'alcool est l'agent le plus efficace pour agir de cette manière, Beale estime qu'il contrecarre le processus inflammatoire, et résume ainsi son opinion :

«L'alcool n'agit pas à la façon d'un aliment; il ne nourrit pas les tissus (1). Il peut diminuer la dépense en changeant la consistance et les propriétés chimiques des fluides. Il arrête court la vie des cellules qui se développent rapidement et les oblige à vivre moins vite, et tend par ce procédé à faire qu'un tissu altéré, dans lequel des changements vitaux s'accomplissent avec une activité anormale, retourne à sa condition

---

(1) C'est à tort, on le voit, qu'on a rangé Beale parmi ceux qui croient aux propriétés alimentaires de l'alcool.

normale et beaucoup moins active... Dans les maladies épuisantes (*exhausting diseases*), l'alcool semble agir, en partie, en diminuant très-rapidement l'activité anormale et excessive du développement des cellules, et la dose indiquée dépendra de l'importance que ces phénomènes auront prise (1). »

Je ne me mêlerai point de juger les vues de Beale. Si elles sont justes, on pourrait rapprocher l'action de l'alcool dans la pneumonie de celle de l'acétate de plomb proposé par M. Leudet (de Rouen) (2) contre la même affection ; en tout cas, l'alcool aurait sur l'acétate de plomb l'avantage de joindre à la vertu semi-coagulante celle de relever l'état général.

Tout en notant en première ligne le secours apporté à l'économie défaillante, M. Trastour a tâché d'expliquer par la doctrine de la substitution l'utilité des spiritueux dans les phlegmasies pulmonaires (3). Il étaye son sentiment du dire de Schellammer, d'après qui les pneumonies traitées par l'alcool se prolongent plus que les autres, et de deux observations recueillies par lui-même, relatives à des patients dont la guérison a paru longue à s'établir. La substitution proviendrait, dans l'espèce, de l'influence dépressive de l'alcool sur les vaso-moteurs du poumon, et des effets locaux irritants déterminés par l'élimination de cette substance à travers le parenchyme de l'organe. On a effective-

(1) On Deficiency of Vital Power in Disease, etc.

(2) *Bulletin de thérapeutique*, t. LXIII.

(3) Des indications des alcooliques à hautes doses dans les maladies aiguës, et, en particulier, dans la pneumonie ; par E. Trastour. In *Bulletin général de thérapeutique*, 1866.

ment décrit une pneumonie consécutive à l'usage des spiritueux : Rœsch (1), Royer-Collard (2), Chomel (3), MM. Grisolle (4), Gasté (5), La Borderie-Boulu (6), s'en sont occupés, et le dernier de ces auteurs en rapporte 11 cas dans sa thèse de doctorat. Cependant, une analyse attentive des faits allégués ne détruit point tous les doutes, et l'on se demande si le *post hoc, ergò propter hoc* n'a pas été appliqué ici prématurément. MM. Lallemand, Perrin et Duroy parlent bien de cette pneumonie particulière, mais ils ajoutent aussitôt « que les vapeurs d'alcool sont trop diluées pour avoir une action appréciable, » et « que les vapeurs d'un corps bien plus irritant, le chloroforme, pénètrent dans le système capillaire des poumons et imprègnent leur parenchyme en quelque sorte impunément, c'est-à-dire sans provoquer de fluxion inflammatoire. » De plus, M. Legras n'a pas trouvé comme Schellammer et M. Trastour que l'alcool influât sensiblement sur la durée de la pneumonie, en sorte que les idées du médecin de Nantes reposent, au demeurant, sur une base fort chancelante.

L'utilité de l'alcool contre les symptômes nerveux est facile à comprendre, à la condition qu'on distin-

---

(1) De l'abus des boissons spiritueuses ; par Ch. Rœsch. In *Annales d'hygiène publique et de médecine légale*, 1838.

(2) Thèse citée.

(3) Clinique médicale.

(4) Traité de la pneumonie.

(5) Mémoire sur l'ivresse, considérée sous le double rapport de la médecine et de la discipline militaire ; par Gasté. In *Recueil de médecine, de chirurgie et de pharmacie militaires*, 1843.

(6) De la pneumonie consécutive à l'intoxication alcoolique ; par L.-P. La Borderie-Boulu, Thèse de Paris, 1847.

gue avec soin l'origine de ces symptômes. Il est admis actuellement que le délire, l'agitation, l'insomnie, les soubresauts de tendons, etc., n'ont pas nécessairement pour cause un état congestif ou inflammatoire des organes centraux de l'innervation ; bien loin qu'il en soit toujours ainsi, le contraire est le cas le plus fréquent, et, pour prendre un exemple, aucun médecin éclairé ne s'aviserait aujourd'hui d'attribuer à une phlogose des membranes encéphaliques le délire si commun dans l'érysipèle. « Sans contredit, il est possible que la méningite coïncide avec un érysipèle, elle peut même être favorisée dans son développement par l'érysipèle, mais ce sont là des cas exceptionnels ; dans l'immense majorité des exemples, le délire de l'érysipèle est un délire purement nerveux (1). » Généralement les troubles nerveux qui accompagnent les maladies aiguës tiennent à ce que le sang n'arrive pas au cerveau avec ses qualités ordinaires ou en quantité suffisante. « C'est chose digne de remarque », dit M. Ehrmann, « que deux conditions aussi opposées, l'anémie et la congestion, se traduisent par les mêmes désordres fonctionnels (2). » Dans ces circonstances, l'alcool est l'auxiliaire du sang. Répare-t-il la substance nerveuse ? ne fait-il que l'aiguillonner ? peu importe. Le point principal et le mieux démontré, c'est que l'encéphale retrouve, à ce contact, la vigueur que le sang ne lui apportait plus ; il y avait

(1) Conférences de clinique médicale ; par J. Béhier ; 1864, p. 40.
(2) Recherches sur l'anémie cérébrale ; par Jules-Amédée Ehrmann. Thèse de Strasbourg, 1858.

pénurie d'excitation, l'alcool vient combler le déficit et l'équilibre est rétabli (1).

La tolérance n'est pas moins aisée à expliquer. Supposons qu'on puisse représenter par 10 l'excitation qui correspond à l'état normal : tout ce qui augmentera ou diminuera ce chiffre amènera des phénomènes morbides, or, il est clair que telle dose d'alcool qui, chez un homme sain, causerait des troubles *par excès* en portant l'excitation à 15, amendera, au contraire, des troubles *par défaut* si l'excitation est tombée à 5 ; et que, si l'excitation est à 3, les troubles pourront continuer, non à cause du traitement, mais malgré le traitement, la dose d'alcool prescrite n'étant pas assez élevée pour remplir complétement l'indication.

Est-il possible d'interpréter l'action modératrice exercée par l'alcool sur le mouvement fébrile? Pour répondre à cette question, il faut premièrement résoudre celle-ci : comment l'usage physiologique de l'alcool provoque-t-il une espèce de fièvre artificielle?

Grâce aux études modernes, la fièvre a perdu le caractère mystérieux qu'elle a présenté pendant des siècles; toutes les obscurités ne sont pas encore dissipées, mais, du moins, la discussion a quitté le domaine de la fantaisie pour entrer dans celui du positif. Les classiques avaient défini la *fièvre* un état

---

(1) Depuis Chomel, on s'accorde à donner des alcooliques aux ivrognes atteints de maladies aiguës ; chez eux, en effet, le système nerveux est tellement habitué à la double excitation du sang et de l'alcool que, si le deuxième cesse d'intervenir, les accidents de l'anémie cérébrale surviennent presque immanquablement, comme aussi la tendance à la suppuration et à la gangrène.

morbide caractérisé par l'accélération du pouls et l'augmentation de la chaleur animale ; c'était là une pure définition de nom, qui ne jetait aucune lumière sur la chose, et représentait simplement les termes essentiels du problème. On est maintenant plus avancé ; les travaux d'Henle et de Stilling sur les vaso-moteurs, les fameuses recherches de Claude Bernard sur les effets de la section du grand sympathique au cou et sur l'état de fonction et de repos des glandes, les expériences de Marey sur les phénomènes de la circulation et, notamment, sur la tension du sang dans les vaisseaux, ont enfin déchiré le voile et conduit Marey lui-même à émettre sur la nature de la fièvre des idées éminemment rationnelles (1). Ce n'est point ici le lieu de reproduire *in extenso* une théorie que personne, du reste, n'ignore à présent, et dont les leçons de M. le professeur Béhier ont, en quelque sorte, consacré le succès (2) ; je me contenterai donc d'en donner un aperçu général en la résumant dans les propositions suivantes :

1° Les nerfs vaso-moteurs émanés du grand sympathique peuvent diminuer le diamètre des petits vaisseaux en faisant contracter les tuniques musculaires.

2° Au rétrécissement des petits vaisseaux correspond une tension artérielle plus forte ; à leur relâchement une tension artérielle plus faible ;

(1) Physiologie médicale de la circulation du sang ; par E.-J. Marey ; 1863.

(2) Cours de pathologie interne professé en 1865 à la Faculté de médecine de Paris. Inédit.

3° La vitesse d'un liquide étant inversement pro-
portionnelle aux résistances que ce liquide rencontre
dans les conduits, celle du sang dans les artères varie
en raison inverse de l'étroitesse des petits vaisseaux,
ou, ce qui revient au même, en raison inverse de la
tension ;

4° Le nombre des pulsations cardiaques et la force
du pouls sont en raison inverse de la tension artérielle ;

5° L'élévation de la température dans la fièvre est
liée à l'accélération du cours du sang.

Aucune de ces lois n'est hypothétique ; toutes sont
fondées sur l'observation et sur l'expérience. Appliquées à l'interprétation des phénomènes fébriles,
elles nous montrent l'accélération du pouls et l'augmentation de la chaleur animale produites par le défaut d'action des rameaux vaso-moteurs du système
nerveux ganglionnaire.

Partant de là, M. de Barrel de Pontevès a expliqué
la fièvre alcoolique en disant que l'alcool paralyse les
vaso-moteurs (1) ; manière de voir très-légitime, et
que je partage entièrement. Je reprocherai seulement
à M. de Barrel de Pontevès de s'être arrêté en beau
chemin, et de ne pas nous avoir appris par quel *procédé* l'alcool prive les vaso-moteurs de leur action ; ce
procédé, en effet, n'est point insaisissable, et la physiologie paraît assez avancée pour nous guider jusqu'à lui. Quiconque s'occupe de biologie sait que les

(1) Des nerfs vaso-moteurs et de la circulation capillaire; par De
Barrel de Pontevès. Thèse de Paris, 1864.

vaso-moteurs ne proviennent pas exclusivement du grand sympathique ; Schiff a montré que la moelle fournit aussi des nerfs aux vaisseaux, et que ces nerfs, au lieu de causer le resserrement concentrique des parois vasculaires, en amènent la dilatation. D'après le médecin de Berne, dont l'opinion est adoptée par M. Jaccoud (1), les nerfs cérébro-spinaux amèneraient une dilatation active des canaux vasculaires auxquels ils se distribuent. Virchow pense de même, et croit que la dilatation par paralysie des nerfs sympathiques est une dilatation passive. Moins facile à persuader, Marey rejette le relâchement actif, mais il admet cependant un relâchement passif dû à l'influence des nerfs cérébro-spinaux. En un mot, qu'on se range du côté de Schiff ou du côté de Marey, on ne peut révoquer en doute ce fait annoncé pour la première fois par Henle, que les vaso-moteurs ganglionnaires rétrécissent les petits vaisseaux, tandis que les vaso-moteurs cérébro-spinaux en accroissent le calibre : Claude Bernard l'a invinciblement démontré pour les glandes (2); il l'a également vérifié pour d'autres points de l'organisme : « J'ai reconnu », dit-il, « que ces deux ordres de nerfs ne se rencontrent pas seulement dans les glandes, mais qu'ils existent dans d'autres parties du corps. J'ai constaté particulière-

(1) Études de pathogénie et de sémiotique. — Les paraplégies et l'ataxie du mouvement; par S. Jaccoud, 1864.

(2) Sur les variations de couleur dans le sang veineux des organes glandulaires suivant leur état de fonction ou de repos.

— Deux mémoires sur les variations de couleur du sang veineux; par Cl. Bernard. In *Journal de la physiologie de l'homme et des animaux*, 1858.

ment, sur le chien, que des filets du rameau mylo-
hyoïdien du nerf maxillaire inférieur de la cinquième
paire accélèrent la circulation dans les vaisseaux de
la face. » Si l'on objectait, comme semble vouloir le
faire Marey, que la démonstration expérimentale du
dit antagonisme n'a pas été donnée pour la totalité de
l'économie, on serait en droit de répondre que l'observation révèle déjà ce que l'expérimentation directe
n'a pas encore enseigné : que voyons-nous quand le
système cérébro-spinal a été jeté dans la prostration
par certains médicaments tels que l'émétique? nous
voyons tout ce qui témoigne de l'activité des vaso-moteurs sympathiques; tension artérielle considérable,
lenteur et petitesse du pouls, refroidissement. Que
survient-il, par contre, lorsque le système cérébro-
spinal est excité? Précisément l'inverse : une tension
artérielle faible, un pouls fort et rapide, une augmentation de la chaleur animale; tous phénomènes déno-
tant que les vaso-moteurs ganglionnaires sont frap-
pés d'une paralysie relative. Or ces derniers symptômes sont justement ceux qui succèdent à l'ingestion
d'une dose modérée d'alcool, et j'en tire cette conséquence que si les spiritueux provoquent une fièvre artificielle, il faut l'attribuer à leur action excitante sur
le cerveau et la moelle, action qui entrave indirectement le jeu des vaso-moteurs ganglionnaires.

La doctrine de la substitution peut-elle servir à
éclairer l'action antifébrile des alcooliques? Todd le
croyait, et professait que l'emploi de l'alcool chez les
sujets dont la peau est brûlante et le pouls fréquent
vient à l'appui du dogme « *similia similibus curantur.* »

J'accepte, pour mon compte, le terme *substitution* qui nous évite une périphrase, mais je ne vois pas qu'il éclaircisse rien ; au fond, cette expression n'est qu'une figure sous laquelle on déguise le simple énoncé d'un fait, et l'on chercherait en vain derrière elle un principe réellement lumineux. Plutôt que de nous payer de mots, construisons nos interprétations sur les données de la physiologie ; la valeur des premières dépendra naturellement de celle des secondes : aux données rigoureusement exactes correspondront des interprétations exactes ; aux données seulement vraisemblables, des interprétations vraisemblables, et ainsi de suite ; mais, dans tous les cas, on ne sera point sorti de la voie scientifique, et l'on aura la certitude d'avoir fait pour le mieux.

Avant d'exposer une théorie physiologique des effets antifébriles de l'alcool, je suis obligé de revenir à la nature de la fièvre : j'ai esquissé déjà la doctrine de Marey ; j'y dois joindre maintenant quelques remarques sur d'autres vues non moins dignes d'attention. Marey, on s'en souvient, attribue l'accélération des battements du cœur dans la fièvre à la paralysie complète ou incomplète des vaso-moteurs sympathiques : ses expériences paraissent irréfutables, et je ne crois pas qu'on puisse contester l'influence de la tension vasculaire sur la fréquence du pouls ; mais il est une circonstance dont Marey ne parle point et qui mérite pourtant d'être prise en considération ; savoir, l'action de la moelle allongée et des pneumogastriques. La section des pneumogastriques augmente la fréquence des pulsations cardiaques ; la galvanisation des mêmes nerfs ou de la moelle allongée la diminue : voilà un double phénomène qui s'impose forcément à nos sens, quelle que soit, d'ailleurs, la manière dont nous l'envisagions. Or, puisque le nombre des battements du cœur varie en raison inverse de l'influence nerveuse transmise par les nerfs vagues, il est rationnel de rattacher à un défaut d'intervention de la moelle allongée l'accélération du pouls dans les maladies aiguës. Voulant établir que la cause primitive de la fièvre agit sur le système nerveux, Virchow et Parkes argumentent comme il suit : « De l'abattement, de l'apathie, une sensation d'épuisement, et de la débilité—symptômes engendrés directement ou indirectement par une affection du système nerveux—sont les premiers signes d'un trouble fébrile. Les frissons et la contraction des petits vaisseaux ont aussi leur origine dans la diminution de l'influx nerveux. L'accroissement de l'action du cœur, la congestion pulmonaire, l'anorexie et les nausées sont très-probablement le résultat de la suppression du pouvoir nerveux du pneumogastrique, etc. » (1). Handfield Jones (2) rapporte également à la *débilitation* du nerf vague l'accélération du pouls qui survient dans la fièvre, et Murchison (3) se range au même sentiment. Pour moi, j'adopte d'autant plus aisément cette opinion que je la crois très-propre à s'allier à celle de Marey et à la compléter sans la supplanter. Les idées de Marey

---

(1) *British and Foreign Medico-Chirurgical Review*, 1856.

(2) General Considerations respecting Fever. By Handfield Jones. In *The British Medical Journal*, 1858.

(3) A Treatise on the Continued Fevers.

sont parfaitement justes, mais il s'en faut qu'elles rendent compte de tout : elles nous expliquent bien pourquoi le pouls est rapide et fort dans certaines occasions, tandis qu'il est lent et petit dans d'autres; mais elles échouent à nous faire comprendre comment le pouls peut être, à la fois, rapide et petit, ou lent et fort. Que l'habile inventeur du sphygmographe ait tranché la difficulté pour les cas dans lesquels d'abondantes évacuations ou des hémorrhagies considérables ont diminué, avec la masse du sang, la tension vasculaire et les forces du sujet, il ne s'ensuit pas qu'il l'ait résolue pour ceux où le pouls est simultanément fréquent et petit, bien qu'il n'y ait eu ni évacuations, ni pertes sanguines de quelque importance. La lumière se fait, au contraire, si l'on prend garde que les mouvements du cœur sont subordonnés, non-seulement à la tension artérielle, mais encore à l'influence de la moelle allongée. En associant les deux théories, on peut formuler les lois suivantes :

1° Pouls lent et petit, — contraction des petits vaisseaux (mal de mer).

2° Pouls rapide et petit — contraction des petits vaisseaux, tension artérielle considérable, coïncidant avec un défaut d'action de la moelle allongée (premier stade de l'accès de fièvre intermittente) (1).

3° Pouls rapide et fort — relâchement des petits vaisseaux (pneumonie franche).

4° Pouls lent et fort — relâchement des petits vais-

(1) S'il y a eu déplétion copieuse, la tension artérielle pourra être faible et contribuer, pour sa part, à donner un pouls fréquent (choléra, saignées abondantes).

seaux coïncidant avec une suractivité de la moelle allongée (certaines affections de l'encéphale).

Dans les fièvres éruptives, une forte tension vasculaire coexiste, en général, avec l'accélération du pouls : « Il semblerait, dit Marey, que, dans les cas de ce genre, la force d'impulsion du cœur soit augmentée ; » ne serait-ce point que la moelle allongée fonctionnne alors languissamment? Dans la fièvre alcoolique, le pouls, quoique fort, n'offre jamais qu'une accélération légère : ne faudrait-il pas l'attribuer à ce que la moelle allongée figure parmi les points du système cérébro-spinal qui sont excités par l'alcool?

D'après Handfield Jones et d'autres, l'utilité des alcooliques dans la fièvre proviendrait de leur action stimulante sur le système nerveux ; quant à moi, j'aurais quelque tendance à préciser davantage, et à croire que les spiritueux font tomber la fièvre en excitant la moelle allongée. Le *modus administrandi* me paraît avoir une large part aux effets obtenus. Nous avons vu précédemment que la substance nerveuse exerce une sorte d'attraction sur l'alcool, et que ce liquide se dépose de préférence dans l'encéphale ; or, si l'alcool est administré d'un seul coup et en masse, il imprègne la totalité du système cérébro-spinal, et contrebalance l'action modératrice de la moelle allongée par la paralysie indirecte des vaso-moteurs ganglionnaires ; si, au contraire, on le donne à doses fractionnées trop faibles, chacune, pour émouvoir sensiblement le système cérébro-spinal, il a le temps de s'accumuler dans le cerveau pour agir peu à peu sur cet organe sans déterminer d'abord de surexcitation générale ; enfin, comme, selon Böcker, l'alcool modifie principalement les parties postérieures et inférieures de l'encéphale, il n'est pas déraisonnable d'admettre que ce liquide, ainsi administré, excite finalement la moelle allongée avec une énergie particulière. Ainsi s'expliquerait le ralentissement du pouls auquel se lierait celui de la respiration et, consécutivement, la diminution de la chaleur de l'organisme ; ainsi arriverait-on, en consultant la théorie, à fixer des règles pratiques déjà sanctionnées par l'expérience ; à savoir 1° que l'alcool doit être donné par doses massives quand on doit remédier à un affaissement subit, 2° qu'il faut le prescrire à doses petites et fractionnées lorsqu'on veut combattre l'élément fébrile, 3° que les doses, tout en restant fractionnées, peuvent s'élever plus haut si le pouls est non-seulement fréquent, mais petit ; dans le premier cas, on s'adresse à l'ensemble du système nerveux ; dans le deuxième, on vise de préférence à la moelle allongée ; dans le troisième, on tâche d'exciter la moelle allongée en même temps qu'on provoque, dans une certaine mesure, la paralysie secondaire des vaso-moteurs sympathiques (1).

On pourra objecter à cette interprétation que les pneumogastriques n'arrêtent le jeu du cœur qu'à la condition d'être excités violemment, que l'alcool est

____

(1) Il se peut, en outre, que les spiritueux s'attaquent parfois à la cause qui a produit et qui entretient la fièvre ; si les vues de Beale sur le rôle anti-inflammatoire de l'alcool sont exactes, l'aphorisme *sublatá causá, tollitur effectus* contribuera certainement à éclairer l'action de ce liquide contre le mouvement fébrile symptomatique d'une phlegmasie.

Gingeot.   9

un excitant relativement faible, et que le nerf vague faiblement excité active les pulsations cardiaques au lieu de les ralentir. A cela je répondrai, en me couvrant de l'autorité de Moleschott, que « si la faible irritation du nerf vague qui augmentait au début la fréquence des pulsations est longtemps prolongée, les battements du cœur deviennent alors plus lents qu'ils n'étaient avant le commencement de l'excitation » (1). Le témoignage de Moleschott est ici d'autant moins suspect que ce savant n'admet point l'antagonisme du nerf vague et du grand sympathique dans leur action sur le cœur.

D'autres substances, telles que l'émétique et la vératrine, font également tomber la fièvre, mais leur mode d'action est bien différent de celui des alcooliques : loin d'exciter directement une partie quelconque du système cérébro-spinal, elles dépriment ce système en totalité, laissant ainsi toute liberté aux vaso-moteurs sympathiques de rétrécir les petits vaisseaux, d'augmenter la tension vasculaire, et de ralentir le pouls. Cette propriété trouve son emploi dans les phlegmasies pulmonaires, et semble propre à lutter mécaniquement contre la congestion inflammatoire qui constitue la première période de la maladie ; mais elle a l'inconvénient d'affaiblir le patient et de favoriser, en conséquence, l'apparition des troubles nerveux *ab anæmid*, et le développement de la suppuration ; aussi est-il très-hasardeux de traiter par l'émétique

(1) De l'influence des nerfs du cœur sur la fréquence des battements de cet organe, par Jacques Moleschott. In *Journal de la physiologie de l'homme et des animaux*, 1862.

la pneumonie des sujets naturellement débiles, et celle
des gens épuisés par l'âge, les maladies antérieures,
les excès ou les privations. A ce propos, je veux mettre sous les yeux du lecteur une observation recueillie
par moi dans le service de M. Béhier; ce fait figure
déjà dans la thèse de M. Legras, et, si je cède à la tentation de le reproduire, c'est qu'il m'a toujours paru
extrêmement intéressant et plus instructif que beaucoup d'autres.

Gauthier (Jeannette), âgée de 68 ans, journalière, demeurant
rue Beaubourg, n° 44, née à Arbois (Jura), entrée à la Pitié le
11 janvier 1864 (salle Saint-Charles, n° 38).

Femme assez grande, maigre, d'une santé ordinairement bonne.
Point sujette à s'enrhumer. La malade toussait un peu depuis
quelque temps, lorsque, il y a cinq jours, elle éprouva un refroidissement et fut prise de frisson avec claquements dé dents,
de fièvre et d'insomnie. Pour tout traitement, elle se borna à
garder le lit et à boire de la tisane. Le mal ne diminuant pas,
elle prit le parti de venir à l'hôpital.

A la visite du soir, on la trouve dans l'état suivant : Facies
anxieux; langue sèche; soif vive; anorexie; pas de vomissements,
constipation; urine rouge, peu abondante. Pouls à 96; peau
chaude et sèche. Rien au cœur. Dyspnée intense; toux peu fréquente. Crachats rouillés. Douleur à la base de la poitrine à
gauche et en dehors. Matité au sommet gauche en arrière. Matité
à la base, également en arrière et à gauche, moins prononcée que
celle du sommet. Souffle tubaire intense au sommet, accompagné
de quelques râles. Bronchophonie manifeste. A la base, souffle
beaucoup moins intense, mélangé de nombreux râles crépitants.
— Sinapismes.

12 janvier. L'état de la malade est sensiblement le même qu'hier
au soir. — Gomme sucrée; potion de Todd à 100 grammes; bouillons et potages.

Le 13. Le souffle est toujours très-intense au sommet et ne
s'accompagne plus de râles. Les autres phénomènes n'ont pas

changé.—Gomme sucrée; potion avec 20 centigrammes de tartre stibié; potion avec 2 grammes d'extrait de quinquina, à prendre après la portion stibiée; vésicatoire; bouillons et potages. La potion de Todd est supprimée.

Le 13. Apparition au sommet de râles crépitants de retour. Rien à la base que des râles sous-crépitants. Malgré cette amélioration des phénomènes locaux, l'état général est peu satisfaisant. La malade est extrêmement affaiblie. Le pouls est médiocrement fréquent, mais très-faible. Il y a beaucoup de délire, surtout la nuit.—2 grammes d'extrait de quinquina; 10 grammes d'acétate d'ammoniaque; vin de Bordeaux. L'émétique est supprimé.

Les jours suivants, l'amélioration de l'état local fait de rapides progrès, mais l'état général s'amende beaucoup moins vite. Il y a toujours un peu de délire; la faiblesse est toujours assez grande; les extrémités ont de la tendance à devenir froides; l'urine ainsi que les matières fécales s'échappent involontairement. Même prescription.

Le 18. Il n'y a plus, au sommet, que des râles sous-crépitants, et, à la base, que des râles muqueux. La malade est très-faible; mais elle n'a plus de délire ni de fièvre, et le sommeil est revenu. L'émission de l'urine et des matières fécales est toujours involontaire. — Une portion.

Le 20. La malade s'étant refroidie a repris de la fièvre et tousse davantage. Les râles subsistent au sommet gauche sans matité prononcée. — Vésicatoire.

Le 21. Même état. La malade n'est pas allée à la selle depuis plusieurs jours. — Lavement purgatif; le reste *ut suprà*.

Le 22. Pas de délire; langue sèche; fièvre; dyspnée. Douleurs thoraciques vagues. Toux fréquente. Crachats verdâtres et adhérents. En explorant avec soin la poitrine, on trouve au sommet droit, en arrière, une matité assez prononcée, et, dans le même point, du souffle et de la bronchophonie. — Gomme sucrée; potion de Todd à 80 grammes; bouillons et potages.

Le 23. Même état. — Potion de Todd à 100 grammes.

Le 24. La malade prend sa potion avec grand plaisir. Elle a repris des forces. Le souffle est moins intense et mélangé de râles crépitants; la matité est un peu moindre. Potion de Todd à 150 grammes.

Le **26**. Peu de sommeil à cause de la toux qui est très-fréquente. Léger appétit. Peu ou point de fièvre. Souffle à peu près nul; râles crépitants abondants ; râles sonores dans toute l'étendue des poumons. Il est à noter que depuis la rechute de la malade, et malgré l'usage de la potion de Todd, les diverses sécrétions (urine, sueur, salive) ne paraissent avoir subi aucune modification dans leur abondance.

Le **28**. Appétit croissant; pas de fièvre. Phénomènes locaux sans changement. — Gomme sucrée; potion de Todd à 80 grammes ; une portion.

3 février. Plus de matité; plus de souffle: plus de râles crépitants. Quelques râles sonores disséminés dans les deux poumons. La toux persiste et fatigue un peu la malade; toutefois l'état général est satisfaisant. — Une portion; la potion de Todd est supprimée.

Le **8**. La malade tousse toujours. Elle a des râles ronflants, sibilants et muqueux dans les deux poumons, surtout dans le poumon droit. Crachats difficilement expulsés. — Potion avec 15 centigrammes de kermès.

Le **14**. Les râles de bronchite ont disparu à peu près complétement. L'état général est très-satisfaisant, seulement il y a toujours une certaine tendance à la constipation. Les forces reviennent de plus en plus. — Lavement purgatif; le kermès est supprimé.

Le **15**. On ajoute à la prescription une potion à l'extrait de quinquina et une portion.

Le **19**. Bien que les poumons ne soient plus le siége d'aucun râle nettement perceptible et qu'ils paraissent revenus à l'état normal, cependant la toux est toujours fréquente, et entraîne, chaque nuit, une insomnie plus ou moins complète et très-pénible pour la malade. — Potion avec 8 grammes de sirop de morphine.

2 mars. Depuis plusieurs jours déjà, la toux a presque entièrement cessé. Le sommeil est revenu; les fonctions digestives s'accomplissent régulièrement. La malade a repris des forces; elle peut marcher facilement et demande son *exeat*, qui lui est accordé.

Voilà un fait qui nous permet d'établir un curieux parallèle entre le traitement par l'émétique et le traitement alcoolique dit *de Todd* ; on ne saurait rapporter, dans l'espèce, la différence des effets constatés à la différence des temps et des individus, puisque tout s'est passé sur le même sujet et à quelques jours d'intervalle. Une pneumonie éclate à gauche : on la traite par l'émétique et elle guérit ; mais les phénomènes morbides ont été des plus graves : délire intense, prostration, refroidissement, écoulement involontaire de l'urine et des matières fécales. A peine remise, la malade contracte une pneumonie du sommet droit ; développée sur un organisme épuisé, il semble que cette rechute eût dû s'accompagner de symptômes pour le moins aussi graves que ceux de l'attaque primitive ; or, le contraire est arrivé : il n'y a eu ni délire, ni prostration, ni refroidissement, et la malade s'est sentie moins faible après sa rechute qu'après sa première atteinte ; *mais, cette fois, au lieu d'émétique, on avait prescrit de l'alcool.*

Parvenu à la fin de mon travail, j'ajouterai seulement un mot sur la réaction qu'on a cherché à soulever, depuis la mort de Todd, contre l'emploi thérapeutique de l'alcool. Si cette réaction ne consistait qu'à supprimer les abus, on pourrait la saluer comme un événement heureux ; mais une exagération en appelle souvent une autre, et les réformateurs ne savent pas toujours s'arrêter à point. Déjà l'on entend dire que le traitement alcoolique tombe de tous côtés en discrédit ; l'Angleterre, assure-t-on, n'en voudrait plus, l'Amérique en serait lasse, et la France le repousserait, après lui avoir accordé un moment d'attention. Ces rumeurs, quelque inexactes qu'elles soient pour l'instant, ne laissent pas d'être à considérer, car elles dénotent que les vieux préjugés couvent sous la cendre et gardent leur prestige aux yeux de plusieurs. Toutefois, les dissidents, gagnassent-ils du terrain, ne sauraient, selon toute apparence, obtenir un avantage durable. Au temps où la thérapeutique était surtout une affaire d'inspiration et manquait de lien sérieux avec les connaissances positives, telle médication pouvait jouir d'une vogue éphémère, briller un moment et disparaître ensuite ; mais, de nos jours où l'on s'efforce avec raison de subordonner l'art à la science, le caprice ne doit plus avoir en médecine le même empire qu'autrefois. La notion des effets physiologiques des spiritueux assure désormais à ces liquides une large place dans l'arsenal du médecin ; dire qu'ils sont fréquemment inutiles dans les maladies aiguës et qu'on en a singulièrement mésusé dans les affections chroniques, c'est énoncer une vérité incontestable, mais impuissante à porter atteinte aux résultats acquis ; théoriquement et pratiquement, la méthode nouvelle a fait ses preuves, et, si l'on y découvre encore des imperfections, c'est un motif pour l'étudier davantage et non pour la rejeter.

FIN

A. Parent, imprimeur de la Faculté de Médecine, rue Mr-le-Prince, 31.

www.ingramcontent.com/pod-product-compliance
Ingram Content Group UK Ltd.
Pitfield, Milton Keynes, MK11 3LW, UK
UKHW022306070726
13614UKWH00002B/584